居家养老
应急救护

绍兴市红十字会 组织编写

郑杰◎主编

U0333581

浙江科学技术出版社

图书在版编目 (CIP) 数据

居家养老应急救护 / 绍兴市红十字会组织编写；郑杰主编 . — 杭州：浙江科学技术出版社，2019.4（2020.8 重印）

ISBN 978-7-5341-8567-0

Ⅰ . ①居… Ⅱ . ①绍… ②郑… Ⅲ . ①老年人－急救－问题解答 Ⅳ . ① R459.7-44

中国版本图书馆 CIP 数据核字（2019）第 026840 号

书　　名	居家养老应急救护
组织编写	绍兴市红十字会
主　　编	郑 杰

出版发行　浙江科学技术出版社

网　　址　www.zkpress.com

　　　　　杭州市体育场路 347 号　邮政编码：310006

　　　　　编辑部电话：0571-85176593

　　　　　销售部电话：0571-85176040

　　　　　E-mail：zkpress@zkpress.com

排　　版　杭州享尔文化创意有限公司

印　　刷　杭州丰源印刷有限公司

经　　销　全国各地新华书店

开　　本	880×1230　1/32	印　张	4
字　　数	80 000		
版　　次	2019 年 4 月第 1 版	印　次	2020 年 8 月第 2 次印刷
书　　号	ISBN 978-7-5341-8567-0	定　价	25.00 元

责任编辑　刘　丹　张祝娟　　　**责任校对**　马　融

责任美编　金　晖　　　　　　　　**责任印务**　崔文红

本书绘图人员

孙宇岚　田思怡　李　景　范晓清

黄瑜嫣　顾汪琪　冯佳琳　姜之琳

沈佳楠　沈世烨

前　言

　　人口老龄化是世界性问题，对人类社会发展有深刻而持久的影响。我国正在经历全球规模最大、速度最快、持续时间最长的老龄化过程，老龄化将成为我国在 21 世纪，甚至更长时间内面临的严峻挑战。

　　受传统养老观念影响，居家养老模式更符合老年群体的养老意愿、我国国情和中华民族孝老爱亲的传统文化，因此，居家养老仍然是大多数老年人养老的首选方式。居家老年人的日常生活照料和健康安全已经成为每一位老年人、每一个家庭最关心、最直接、最现实的问题。然而，我国民众应急救护知识缺乏，应急救护技能欠缺，加之专业养老护理人员的严重短缺，使得居家老人在面对健康突发事件时往往手足无措，最终因错失抢救最佳时机而后悔莫及。

　　为推进居家老人应急救护知识与技能的普及，提高老年人对自身健康问题的认识水平与应对能力，提升家庭照护者和民众对老年人身心健康应急问题的认知和处置能力，绍兴市红十字会以多年来开展应急救护培训经验为基础，以红十字会参与养老服务总会试点城市为契机，特组织有关老年医学和养老护理的专家编写了本书。本书分为四部分，包括老年人生理和心理特点、老年人突发急症识别与应对措施、老年人意外伤害的预防与急救、老年人常见健康问题护理。本书以一问一答的表达方式、图文并茂的表现形式，将专业的急救护理知识和技能转化为浅显易懂的健康常识。本书既可以作为城乡老年人及家庭的科普读物，也可以作为养老护理人员培训的参考图书。

本书在编写过程中得到了多方支持，特别感谢绍兴文理学院，各大医疗卫生机构从事老年医学研究和护理临床实践的专家、学者，感谢绍兴市职业教育中心艺术设计系师生团队为本书插画创作，感谢绍兴日报社的支持！

由于时间仓促和编写水平有限，书中难免存在疏漏之处，敬请广大同仁、读者批评指正。

编 者

2019 年 1 月

目录
Contents

二、老年人突发急症识别与应对措施

（三）压 疮

1 老年人为什么会发生压疮 / 101

2 老年人压疮好发部位有哪些 / 101

3 老年人压疮有哪些具体表现 / 103

4 老年人压疮该如何预防及护理 / 103

（四）抑郁症

1 什么是老年期抑郁症 / 106

2 老年期抑郁症有哪些具体表现 / 106

3 如何做好老年期抑郁症患者的安全照护 / 107

4 如何做好老年期抑郁症患者的心理关怀 / 108

（五）认知症

1 什么是老年认知症 / 110

2 老年认知症有哪些具体表现 / 110

3 如何做好老年认知症患者的安全照护 / 112

4 如何做好老年认知症患者的用药照护 / 114

一、老年人生理和心理特点

（一）生理特点

1 人体衰老从何时开始

　　衰老是人类面临的自然现象，人体在 20 岁左右就会逐渐出现衰老的征象，50 岁以后老化速度加快，变化明显。老年人应该正确认识它，接受它，适应它，尽可能预防并延缓衰老。

- 头发从30～35岁开始变白。
- 女性皮肤从19岁开始衰老，男性皮肤从35岁开始衰老。

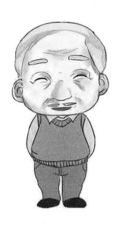

- 大脑从20岁开始，神经细胞的数量逐年下降，到40岁脑细胞以每天1万个的速度递减。

- 眼睛从40岁开始老化。
- 听力从55岁开始下降。
- 味觉与嗅觉从60岁开始退化。

- 肌肉从30岁开始衰老。
- 骨骼从35岁开始衰老。

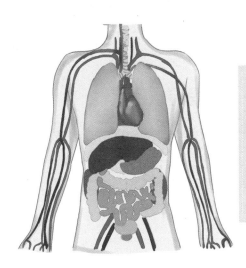

- 肺活量从20岁开始下降。
- 心脏血管从40岁开始衰老。
- 胃肠道从55岁开始衰老，
- 肝脏从70岁开始老化。
- 肾脏从50岁开始老化。
- 膀胱从65岁开始老化。
- 前列腺从50岁开始老化。

2 老年人骨骼、肌肉和关节衰老有哪些特征

骨骼、肌肉和关节的主要作用为支撑身体，保护脏器，并完成各种运动指令。随着年龄的增长，会出现骨质疏松，肌肉萎缩，关节退化并产生骨骼变脆、变形等状况。

骨骼的变化

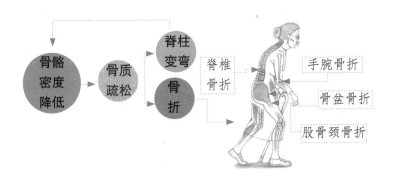

肌肉的变化

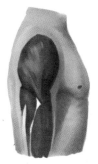 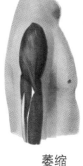

- 肢体运动与平衡能力减退。
- 抓握物体的力量下降。
- 运动容易损伤，动作迟缓。

正常　　　　　萎缩

关节的变化

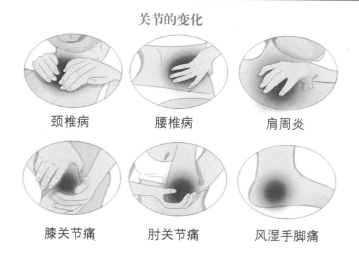

颈椎病　　　　腰椎病　　　　肩周炎

膝关节痛　　　肘关节痛　　　风湿手脚痛

3 **老年人心血管系统和呼吸系统衰老有哪些特征**

　　心脏是人体的发动机，虽然只有自身拳头大小，但它的运转维持着生命的延续。随着岁月的流逝，心脏也会存在不同程度的老化现象，出现以下一些情况：

- 心肌的自律性和传导性降低：易出现心律失常。

- 血液流动减缓，末梢循环变差：手脚变凉，麻木，感觉降低。

- 静脉血栓形成，血液回流不畅：形成静脉曲张和水肿。

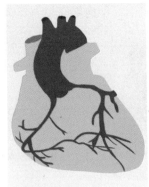

- 体位突然变化易引起脑供血不足：易出现头晕、眼花等症状。

- 血管硬化易引起高血压；血管狭窄易导致心绞痛；血栓形成，阻塞管腔导致心肌梗死。

- 心肌萎缩：发生纤维样变化，使心脏泵血效率下降。

　　肺是人体的呼吸器官。人体的呼吸系统就像大自然中的一棵树，通过呼吸排出废物（二氧化碳），吸入养分（氧气）。随着年龄的增长，人体的呼吸器官和组织也会产生退行性改变。

鼻腔、咽喉

鼻腔防御能力下降：
鼻塞、鼻涕、鼻窦炎。

喉部肌肉萎缩：
声音嘶哑、低沉。

肺

肺泡功能退化：
出现胸闷、气短、乏力，运动后易疲劳，呼吸困难加重。

气管和支气管

气道退行性改变：出现咳嗽无力，排痰不畅，呼吸困难，严重者出现窒息。

免疫预防功能降低：易引起肺部感染，严重者导致呼吸衰竭。

肺部血管老化：

肺动脉压增高，肺部淤血，肺活量下降。

4 老年人消化系统和泌尿系统衰老有哪些特征

人体的消化系统是营养输送与存储的大本营，食物经过消化器官和消化酶的分解、消化和吸收后可以满足人体需求。每个消化器官和组织的老化都可能引起营养不良、食欲减退等症状，严重者可能会出现噎食、呛水、窒息等危及生命的情况。

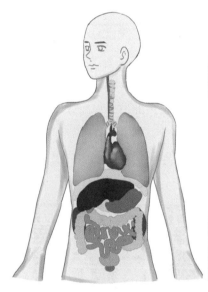

牙齿：松动、食物不容易嚼烂且易残留。
咽喉：吞咽困难易导致噎食、呛水。

食管和胃：输送食物的速度变慢，易导致食物的堆积和反流，引起食管炎和胃溃疡。
肝脏：代谢、解毒功能下降，易致脸色灰暗，全身乏力。
肠道：蠕动减慢，食物残渣长时间积留，易出现消化不良、腹胀和便秘。

人体的泌尿系统由肾、输尿管、膀胱、尿道所组成，是人体排泄废物和毒物的重要通道。泌尿系统的老化，意味着肾、输尿管、膀胱和尿道的功能均会受到影响。

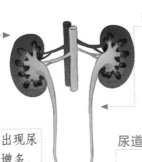

肾萎缩
    肾的代谢废物和药物残留清除能力下降。

输尿管萎缩
    输送尿液速度减慢,容易引起反流,导致肾盂肾炎;输尿管狭窄或输尿管结石。

膀胱萎缩
    容量变小,容易出现尿频、尿急、残余尿量增多,易引起膀胱结石和感染。

尿道萎缩
    括约肌松弛,出现排尿无力和排尿困难,引起尿路感染。

女性老年人:由于尿道粗而短,尿道括约肌松弛,容易发生压力性尿失禁(在长时间活动或者大声说笑时忍不住小便,有少量自行流出)以及尿路感染。

男性老年人:可能因前列腺增生,导致排尿困难,出现以下情况:

| 尿不尽 | 尿急 | 尿频 | 夜尿增加 | 尿失禁 | 尿费劲 |

5 老年人神经系统、内分泌系统和感觉器官衰老有哪些特征

神经系统:大脑是人体的司令部,人体的一切感觉、运动、思维都靠它的控制。

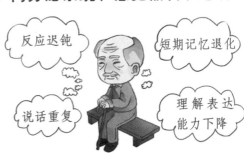

反应迟钝
短期记忆退化
说话重复
理解表达能力下降

随着年龄的增长，脑部会出现萎缩、出血、梗死等。

内分泌系统：可以调节机体的生长、发育、代谢和生殖等，维持人体内环境的稳定，保证生命活动正常进行。随着年龄的增长，各腺体退化分别会出现以下几种情况。

冷热感知力下降，衣物更换频繁；睡眠紊乱，易出现嗜睡。

下丘脑退化

对外界事物的反应力和适应力降低，反应迟钝、冷漠。

肾上腺退化

性功能和生育能力减退，骨质疏松，造血功能降低。

性腺退化

胰岛退化

垂体退化

糖代谢异常，糖尿病发生率增高；脂肪代谢紊乱，引起高血脂。

肌肉萎缩，生长激素分泌减少，多尿，特别是夜尿增多。

甲状腺退化

粗脖根、怕冷、毛发脱落、心跳减缓、抑郁、思维行动迟缓。

随着年龄的增长，感觉器官也会发生退化，出现以下几种情况：

冷热调节能力减退：容易烫伤或冻伤。
感觉能力降低：物体抓握不牢，容易脱手。
痛觉下降：容易受伤。

泪腺分泌减少：眼睛干涩，泪腺堵塞眼屎多。
眼部肌肉调节差：引起老花眼、青光眼。
晶状体退化：白内障等症状。
视网膜退化：视物模糊，视力下降。

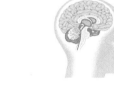

嗅觉不灵：对有害气体不敏感。

味觉退化、味蕾减少：味道辨别力降低，感觉吃饭没味道。

前庭退化：影响平衡，容易跌倒。
听骨、鼓膜退化：导致听力下降、耳聋。

（二）心理特点

1 衰老引起老年人哪些心理变化

衰老会引起老年人一些心理变化，主要包括记忆思维变差，精神变敏感等以及社会适应性变差，老年人要以积极乐观的心态来面对衰老。

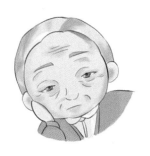

记忆思维变差：
东西丢到哪里了？
找不到家在哪？
不记得你是谁？
讲话变得啰嗦。

情绪改变：
易激动、变敏感、
依赖性强。

社会适应性变差：
发生自卑心理或固
执己见。

2 疾病引起老年人哪些心理变化

强烈持久的不良情绪可以影响机体各系统的正常生理功能，同时生病也是加重心理负担的重要因素之一。俗语说"病来如山倒，病去如抽丝"，老年人生病时会出现紧张、焦虑、恐惧、抑郁等不良情绪，严重者会产生消极应对和拒绝治疗的行为，作为照护者应尽可能寻找引起不良情绪的原因，积极应对。

焦虑和恐惧：担心疾病的预后、手术的效果，担心经济负担和对子女的影响。

自尊心增强：认为自己一直被别人照看是无能的表现，自尊心受到伤害。

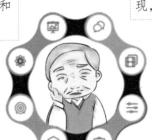

依赖性增强：老年人变得更加软弱，自理能力降低，需要家人时刻陪伴。

孤独感：遇陌生的环境和人员，与外界隔绝时，会出现孤独和不安全感，需要家人更多的关注。

消极心态：病情加重，感觉无望时会消极对待甚至抗拒治疗，家人需要多沟通。

猜疑心加重：因听力退化，容易误听，误解别人意思，导致心思变敏感，警觉心强。

3 死亡引起老年人哪些心理变化

　　死亡是个体不能避免的自然状态，对于死亡的接受程度往往受到很多因素的影响。比如：年龄、患病的严重程度不同对死亡的态度也会不同。年纪大的老年人对待死亡的态度比年轻的老年人更加坦然；患有长期慢性疾病的老年人比突发恶性疾病的老年人面对死亡更加从容。

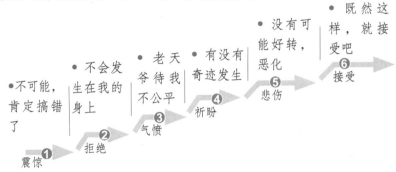

4 退休引起老年人哪些心理变化

退休后的老年人，从原来每天忙碌而有规律的工作中脱离后，突然有大把的时间赋闲在家，会变得无所适从，产生空虚、失落、惆怅、寂寞的心理。如果不及时疏导，容易诱发多种疾病。因此，老年人要培养新的业余爱好，多参加户外活动。家人要给予更多的陪伴和关心，使老年人更快地适应退休生活，实现"老有所乐、老有所为、老有所教、老有所学"。

5 家庭因素引起老年人哪些心理变化

家庭是父亲的王国，母亲的世界，儿童的乐园。孩童时期，父母是避风的港湾，随着孩子阅历的增长，视野的开拓，子女不再"言听计从"，老年人会产生失落的心理，导致与子女之间的关系疏淡。作为子女应尽可能地理解和体会父母的"固执"与"唠叨"。退休的老年人在子女自立门户，孙辈长大读书后，会失去服务的对象和生活的目标，变得空虚和孤独。这时候老年夫妻之间可以通过培养更多共同的兴趣爱好，将生活的目标确定为提高自身的心情愉悦、健康生活等方面，以安享晚年生活。

二、老年人突发急症识别与应对措施

（一）心跳、呼吸骤停

1 心跳、呼吸骤停有哪些表现

（1）呼叫老人突然无反应或伴有短暂抽搐。

（2）呼吸停止或叹息样呼吸。

（3）面色苍白或紫绀。

（4）瞳孔散大。

（5）大动脉（颈动脉、股动脉）搏动消失。

（6）大小便失禁。

2 老年人发生心跳、呼吸骤停时有哪些急救措施

第一步：判断意识并求救。

（1）评估确认现场安全，并做好必要的防护措施。

（2）轻拍双肩，并在两侧耳朵旁大声呼叫老人。

（3）高声呼救。

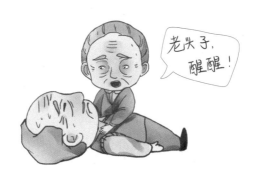

若无意识反应，立即高声呼救，并请人拨打120。

📖 小贴士

如何拨打120

拨打120时要保持镇静，并跟接线员说清楚四个"什么"，即什么地点、什么人、发生了什么情况、现场进行了什么处理。最好提供标志性建筑，以便于120及时、准确地找到。同时告知联系人姓名和联系电话。

一定要等接线员搁下电话方可挂断电话！

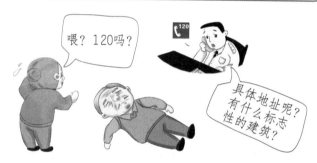

有条件时设法获取AED。（即自动体外除颤仪，可供非医学专业人士在抢救心脏骤停者时使用）

📖 小贴士

你会使用AED吗

AED操作使用方法：一开电源，二贴片，三插插头，四除颤。有的AED无需插电源，开机贴片后即可除颤。具体根据屏幕语音提示操作。

切勿在非心脏骤停者身上使用。

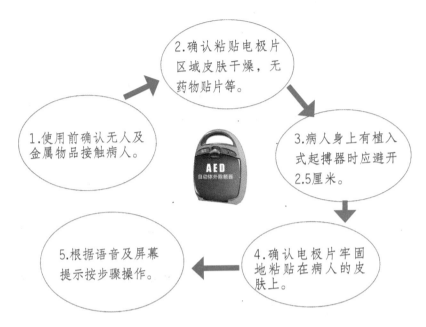

第二步：判断呼吸。

眼睛看其胸、腹部有无上下起伏，判断时间5～10秒钟。

如老人无意识、无呼吸（或仅仅是喘息样呼吸）应立即开始心肺复苏。

第三步：胸外按压。

（1）安置正确体位：采用去枕头仰卧位，将老人平躺在硬板床或地面上，头、颈、躯体在同一轴线，双手放于两侧，身体无扭曲。

（2）解开老人的衣领、裤带，暴露其胸腹部。

（3）按压部位：按压老人两乳头连线中点（胸骨下半段）部位。

（4）按压手势：掌根上下相叠，双手十指相扣，掌根紧贴按压部位，手指翘起，双肘伸直，肩、肘、腕呈一直线。

（5）按压方法：以每分钟按压 100 ～ 120 次的频率，按压深度 5 ～ 6 厘米的方法有规律地垂直向下按压 30 次。每次按压后要确保胸廓完全回弹，尽可能减少按压中断（中断时间不得超过 10 秒钟）。

第四步：开放气道。

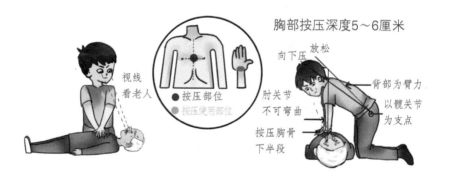

胸部按压深度5～6厘米

视线看老人

向下压　放松

背部为臂力

以髋关节为支点

肘关节不可弯曲

按压胸骨下半段

● 按压部位
● 按压使用部位

（1）检查口腔内是否有异物，若有，则应将其头偏向一侧，将异物清除。

（2）仰头抬颏法：一手按压额头使头部后仰，另一手用食指、中指将下巴颏抬起，使气道打开。

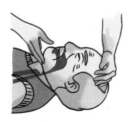

气道闭合

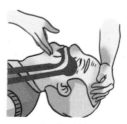

气道开放

第五步：人工呼吸。

（1）进行人工呼吸时，救护者应将一只手捏紧老人鼻翼（鼻尖两侧），张嘴包紧其嘴，在平静呼吸状态下缓慢吹气大于 1 秒钟，见胸廓抬起后停止吹气并立即松开捏紧鼻翼之手。（有条件时可使用呼吸膜覆盖口腔，做好自我防护工作）

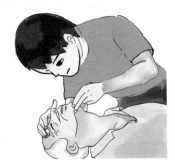

（2）进行人工呼吸 2 次后，继续做胸外按压 30 次。如此按照 30:2（按压与吹气比）反复循环，直到 120 救护车到达或复苏成功。

3 如何判断心肺复苏有效

判断心肺复苏是否有效，主要看病人是否出现以下几方面的情况。

（1）眼球、手脚有活动，发出呻吟声。

（2）呼吸恢复（胸腹部有起伏）。

（3）面色转为红润。

（4）散大的瞳孔缩小。

（5）大动脉（颈动脉、股动脉）搏动恢复。

（二）晕　厥

1 什么是晕厥

晕厥即昏倒，指患者由于脑部一时性血液供应不足或脑血管发生痉挛而出现的暂时性知觉丧失现象，患者不能维持正常姿势而就地摔倒。

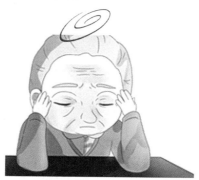

2 老年人发生晕厥的常见原因有哪些

（1）血管神经性晕厥。如疼痛、恐惧、过度疲劳、饥饿、情绪紧张、气候闷热、体位突然改变等因素可诱发血管神经性晕厥。

（2）由心脑疾病引起。如心律失常、心肌梗死、心肌炎、高血压、脑血管痉挛发作等疾病发生可引起晕厥。

3 老年人发生晕厥的症状有哪些

晕厥大多突然发生，症状有头晕心慌、眼黑目眩、恶心呕吐、面色苍白或出冷汗、全身无力、脉搏细弱、手足变凉等，意识模糊一般持续数秒钟至数分钟后自然清醒，随之周身疲惫无力，稍后则自动恢复，一般无抽搐和尿失禁等状况出现，但常伴有外伤。

4 老年人发生晕厥时有哪些急救措施

（1）立即将老年人平卧，松开其衣领和腰带，打开门窗，便于空气流通，采用头低脚高位，以保证脑部供血。

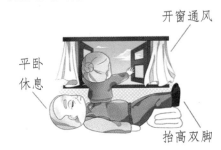

开窗通风

平卧休息

抬高双脚

（2）如有心脏病史，并怀疑是心脏病变引起时，应取半卧位，以利于呼吸并减少回心血量。

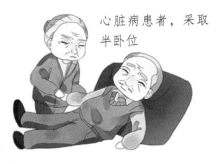

心脏病患者，采取半卧位

（3）可用手指掐人中、内关、百合、涌泉等穴位，以促使其苏醒。

（4）注意保暖，随时观察老年人的呼吸、脉搏等情况。

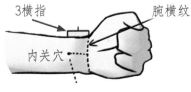

3横指　　　　腕横纹

内关穴

人中穴

（5）待其清醒后，可服用温开水（在意识不清时忌喂食任何饮料及药物）。

（6）经处理仍没有清醒者，应及时呼救并拨打120。

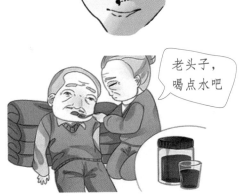

老头子，喝点水吧

꭬（三）心绞痛

1 什么是心绞痛

　　心绞痛是由于冠状动脉供血不足，心肌发生急剧的暂时的缺血与缺氧所引起的，以发作性胸痛或胸部不适为主要表现的临床综合征。

2 老年人心绞痛有哪些特点

　　老年人心绞痛常表现为胸骨中上部的压榨痛、紧缩感、窒息感、烧灼痛、重物压胸感，并可放射至左肩内侧、颈部、下颌、上中腹部或双肩，伴有冷汗。劳动或情绪激动时常发生，每次发作持续 3～5 分钟，可能数日一次，也可能一日数次，休息或服用硝酸酯类制剂后症状消失。老年人心绞痛症状常不典型，疼痛部位可在牙部与上腹部之间的任何部位，如牙部、咽喉部、下颌、背部、上腹部及上肢等部位疼痛，易误诊为其他疾病。

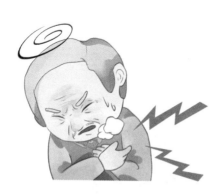

3 老年人心绞痛发作有哪些急救措施

当心绞痛发作时，应立即原地休息，舌下含服硝酸甘油片。

硝酸甘油片是老年人家庭常备急救药，如何使硝酸甘油片更好地发挥作用，避免不良事件发生，需要注意以下几方面：

（1）用药方式。在心绞痛突然发作时，要立即舌下含服硝酸甘油片。针对老年人口干的特点，口服硝酸甘油片前应先用温水湿润口腔，再将药物粉碎置于舌下，这样有利于药物快速溶化生效，有条件的老年人最好使用硝酸甘油喷雾剂。

（2）服药姿势。采用坐位姿势含药，最好坐在有靠背的椅子或沙发上。不要站着服药，硝酸甘油片有强力扩血管的作用，站位时由于脑供血不足易出现晕厥现象。

（3）药物剂量。心绞痛发作时立即舌下含服 1 片硝酸甘油片，如果仍不见效，隔 5 分钟再含 1 片。如此反复，可连续服 3 次，但一般不超过 3 次。

（4）药物疗效。如果连续含服 3 片硝酸甘油片，心绞痛仍没有缓解，而且伴有大汗、面色苍白、恐惧不安、四肢冰冷等症状，可能是发生了心肌梗死等严重情况，应立即拨打 120 急救电话。

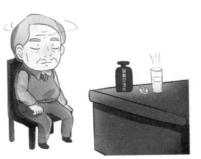
坐位含服

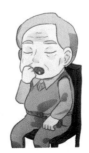
舌下含服

（5）不良反应。大量服用硝酸甘油片会引起面色潮红、搏动性头痛、心慌、血压下降等不良反应，若出现这些情况要减少用药量。

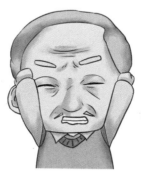

搏动性头痛

（6）随身携带。无论外出、吃饭、睡觉都要把硝酸甘油片放在随手可及的位置。

（7）避光保存。由于随身携带，受体温、密闭性不良等因素的影响，硝酸甘油片容易分解失效，因此建议每月更换一次。如果含化该药时，口腔内没有麻刺、烧灼感，很可能是药物失效了。

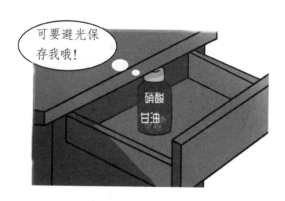

4 有心绞痛病史的老年人饮食上应注意什么

有心绞痛史的老年人在选择食物时，应注意选一些脂肪和胆固醇含量较低，而膳食纤维、有益的矿物质含量较多，并有降血脂、抗凝血作用的食物。

鼓励选择的食物：各类谷类，尤其是粗粮（如玉米、番薯等）；豆制品；蔬菜（如洋葱、大蒜、绿豆芽、扁豆等）；菌藻类（如香菇、木耳、海带、紫菜等）；各类水果。但是患有心绞痛的老年人忌过量饮食，饱餐后胃体积骤增，会影响人体的呼吸功能和心脏收缩功能，容易增加心脏意外事件。

可适量选择的食物：瘦肉（包括瘦猪肉、牛肉和去皮的家禽肉）；鱼类（包括大多数河鱼和海鱼）；植物油（包括豆油、玉米油、香油、花生油和橄榄油）；奶类（包括脱脂乳及其制品）；鸡蛋（包括蛋清、全蛋，全蛋每周 2～3 个）。

少食或忌食的食物：动物脂肪、肥肉、动物脑、骨髓、内脏、蛋黄、鱼子、酒、糖、巧克力等。

5 有心绞痛病史的老年人运动时应注意什么

在早晨和上午，老年人心血管意外事件发生率要比其他时间段更高，所以应尽量避免在此时间段进行户外运动，特别是冬天，最好选择在上午 10 点左右太阳出来再外出，一般建议下午或晚餐后一小时进行户外运动。运动时要注意以下事项：

◇运动前

做好准备运动，如弯弯腰、踢踢腿、深呼吸等。穿宽松的运动服和合适的运动鞋；避免情绪激动、空腹运动，否则容易发生低血糖，同时也不宜饱餐，否则易诱发心绞痛。

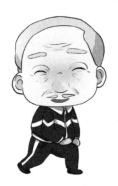

◇运动时

掌握好运动量。有心绞痛病史的老年人在运动时最高心率每分钟不宜超过 110 次，可以自测脉搏，戴心率表监测心率。运动中如果心率每分钟超过 120 次，出现胸闷、胸痛等心绞痛症状，要立即停止运动。必要时立即舌下含服硝酸甘油片。

◇运动后

老年人在运动后休息 15 分钟，再用温热水洗澡，切忌立即用冷水洗澡。

小贴士

如何判断运动量是否合适

运动量适宜的表现：运动后身体微微出汗，身体感觉轻松舒畅，没有心慌、胸闷等表现，脉搏在10分钟内恢复正常，食欲、睡眠好，次日体力充沛。

运动量偏大的表现：运动后身体出汗多，出现头晕眼花、胸闷气短、食欲缺乏、脉搏在15分钟内不能恢复，次日感觉全身乏力，精神不济。

6 日常生活中怎样避免老年人发生心绞痛

（1）休息。老年人应注意休息，劳逸结合，保证充足的睡眠。心绞痛发作时应该立刻就地坐下来或躺下来。

（2）服药。遵医嘱规律服药。

（3）保持情绪稳定。老年人应心胸开阔，凡事泰然处之。切忌为一点小事而大动肝火，要保持良好的心情和心态。

（4）合理饮食。老年人应注意节制饮食，少吃富含脂肪、胆固醇的食物，尽量控制糖的摄入，多食蔬菜、水果和鱼，可喝适量脱脂牛奶。

（5）戒烟限酒。吸烟者发生心肌梗死和猝死的危险比不吸烟者高2倍，因此必须戒烟。少量饮酒可预防和对抗动脉硬化，但过量饮酒会造成器官功能障碍，因此饮酒应适量。男性每天饮酒量不超过两个标准单位，女性不超过一个标准单位（一个标准单位相当于340毫升啤酒，或141毫升葡萄酒，或42.5毫升白酒）。

（6）坚持运动。有规律的运动能帮助老年人减轻压力、控制体重、降低血压，从而可以有效预防心绞痛。

（7）控制血压。学会监测血压，发现血压升高时，应在医生的指导下服用降压药物。

(四)急性心肌梗死

1 什么是急性心肌梗死

急性心肌梗死属冠心病的严重类型，是在冠状动脉病变基础上发生冠状动脉血供急剧减少或中断，使相应的心肌出现严重而持久的急性缺血所致。临床表现有持续胸骨后侧疼痛，常伴有恶心、呕吐和上腹胀痛等症状。

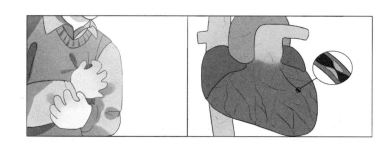

2 老年人急性心肌梗死的常见类型及具体表现有哪些

（1）无痛性心肌梗死型。是老年人心肌梗死的重要特征，也是最易误诊的类型，具体表现为仅有轻微的胸痛、背痛、肩臂痛等。

（2）心功能不全型。当老年人突发不明原因的呼吸困难、胸闷、气喘、心悸等，要注意排除急性心肌梗死的可能。

（3）胃肠型。表现为恶心、呕吐、上腹痛，触诊时甚至有上腹压痛和腹肌紧张等。当老年人意识清醒，未使用过吗啡、哌替啶等镇痛剂及过去从无消化道疾病者，突然出现上述胃肠道症状时，应考虑心肌梗死的可能。

（4）脑循环障碍型。突然出现的神志不清、意识丧失在老年人中并不少见，因此老年人出现精神意识障碍时应考虑急性心肌梗死的可能。

（5）异位疼痛型。在80岁以下人群中，疼痛仍是老年性心肌梗死的主要表现，除一部分表现为胸痛外，还有部分是以咽喉痛、牙痛、颈痛、背痛等为首发症状。

心肌梗死常见表现

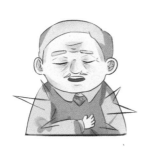

疼痛或胸部压迫
超过5分钟

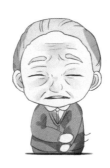

手臂、肩、颈部
或牙痛

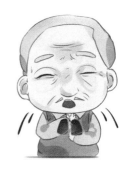

不明原因的呼吸困难

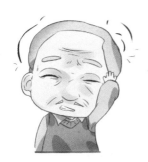

头晕或出冷汗

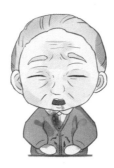

不明原因的恶心、
胃灼热或胃疼

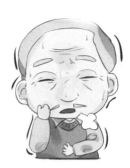

不明原因的疲乏无力

3 老年人急性心肌梗死有哪些急救措施

（1）老年人在心肌梗死急性发作时应就地休息，应尽量减少搬动，松解开其领口、裤带。同时，注意做好保暖工作，室内要保持安静和空气流通，以利于其呼吸。有条件的可立即吸氧。

（2）立即舌下含服硝酸甘油1片，每5分钟可重复使用，最多不超过3片。同时拨打急救电话120。

（3）心肌梗死发作后，在等待救护车期间，若发现老年人脉搏细弱、四肢冰冷，提示可能将发生休克，应轻轻地将头部放低，足部抬高，以增加脑部血流量。

（4）老年人心肌梗死急性发作时，若发生胸闷、气急、口吐大量粉红泡沫痰情况时，应立即协助其半卧位休息；若老年人突发神志不清，呼之不应时，应立即做胸外心脏按压和人工呼吸，且不能中途停顿，须持续到120随车医生到达。

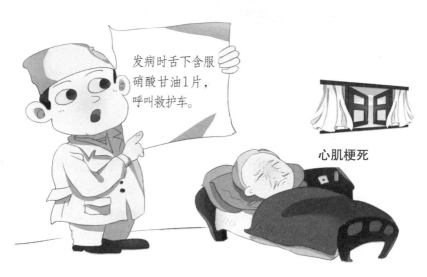

发病时舌下含服硝酸甘油1片，呼叫救护车。

心肌梗死

4 老年人急性心肌梗死的诱发因素有哪些

（1）工作过累、重体力劳动等。

（2）精神紧张、情绪激动。

（3）饱餐、大量饮酒、进食大量脂肪物质。

（4）便秘，往往发生在排便用力屏气时导致心肌梗死。

（5）寒冷刺激，特别是迎冷风快走。

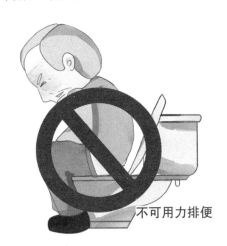

不可用力排便

5 老年人如何预防急性心肌梗死

（1）积极治疗原发疾病，如高血压病、高脂血症、糖尿病等，遵医嘱用药，定期体格检查。

（2）避免饱餐，注意饮食调理，多食蔬菜、水果、维生素丰富的食物；避免高脂肪、高胆固醇、高糖、高盐食物摄入。

（3）避免饱餐或饥饿情况下洗澡。洗澡的水温应与体温相近，且洗澡时间不宜过长，冠心病较严重的老年人应在家人帮助下洗澡。

（4）禁止搬抬重物，尽量避免做一些与屏气有关的动作。

（5）养成良好生活习惯，戒烟限酒。吸烟可引起小动脉痉挛，减少脑血流量，加速动脉硬化。大量饮酒，能促使血压上升，还可造成心肌收缩力降低，损害心脏血管。

（6）适量运动，控制体重，增强心脏功能。锻炼时注意气候变化，注意保温，防止受凉。

（7）学会自我调节，保持乐观精神状态。重视发病先兆，如有类似上次发病前不适、胸闷不适等情况，应及时到胸痛中心就医。

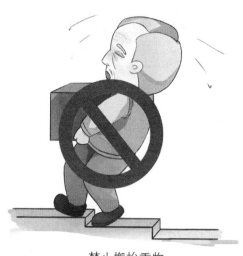

禁止搬抬重物

(五) 高血压急症

1 老年人高血压有哪些特点

老年人高血压是指对于年龄 ≥ 65 岁、血压持续或非同日 3 次以上血压测量收缩压 (上压) ≥ 140 毫米汞柱和 (或) 舒张压 (下压) ≥ 90 毫米汞柱。老年人高血压具有以下特点：

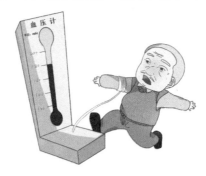

(1) 收缩压增高、脉压差增大：老年人收缩压随年龄增长而升高，而舒张压在 60 岁后呈降低趋势。由于血管老化，弹性变差，脉压差 (上压－下压＝脉压差) 也随之增大，老年人的脉压差可达 50 ～ 100 毫米汞柱。

(2) 血压波动大：随着年龄增长，老年人血压易随情绪、季节和体位的变化明显波动，清晨高血压多见。老年人血压波动增加了降压治疗的难度，需遵医嘱谨慎选择针对性的降压药物。

(3) 易出现体位性低血压：老年人在躺或坐一段时间后，突然坐起来或站起来经常会感觉到一阵头晕，这一现象可能是体位性低血压造成的。体位性低血压是指从卧位改变为直立体位 3 分钟内，上压下降 ≥ 20 毫米汞柱或下压下降 ≥ 10 毫米汞柱,同时伴有头晕或晕厥等脑供血不足的症状。

(4)易出现餐后低血压:餐后低血压是指进餐后 2 小时内上压下降≥ 20 毫米汞柱或餐前上压≥ 100 毫米汞柱、餐后上压< 90 毫米汞柱,并于进餐后出现头晕、晕厥、心绞痛等低血压相关症状。

(5)血压昼夜节律异常:表现为夜间血压下降或升高,更易发生心、脑、肾等靶器官损害。

2 什么是老年人高血压急症,有哪些具体表现

老年人高血压急症是指患原发性或继发性高血压的老年人在某些诱发因素作用下,血压突然和显著升高(一般超过 180/120 毫米汞柱),同时伴有心、脑、肾等重要靶器官功能急性损害表现的一种严重危及生命的临床综合征。老年人发生脑出血、脑梗死、急性心力衰竭、肺水肿、急性冠脉综合征、主动脉夹层、恶性高血压、高血压危象等都属于此范畴。

老年人高血压急症起病突然,病情凶险。通常表现为剧烈头痛,伴有恶心呕吐,视力障碍和精神及神经方面异常改变,并伴有下列症状的需考虑高血压急症,应高度引起重视。

(1)血压显著增高:收缩压(上压)升高达 180 毫米汞柱以上或舒张压(下压)显著增高,可达 120 毫米汞柱以上。

(2)自主神经功能失调:表现为面色苍白,烦躁不安,多汗,心悸,心率增快(> 100 次 / 分),手足震颤,尿频等。

(3)重要器官的急性损害:

视力模糊,视力丧失等眼底改变的表现。

胸闷、心绞痛、心悸、气急、咳嗽，甚至咳泡沫痰等充血性心力衰竭表现。

少尿、无尿等进行性肾功能不全表现。

一过性感觉障碍，偏瘫、失语，严重者烦躁不安或嗜睡等脑血管意外表现。

剧烈头痛、恶心和呕吐、出现神经精神症状等高血压脑病表现。

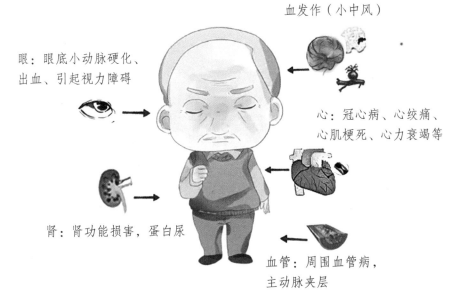

脑：脑卒中（脑出血、脑梗死），短暂性脑缺血发作（小中风）

眼：眼底小动脉硬化、出血、引起视力障碍

心：冠心病、心绞痛、心肌梗死、心力衰竭等

肾：肾功能损害，蛋白尿

血管：周围血管病，主动脉夹层

3 老年人高血压急症有哪些急救措施

（1）当怀疑发生高血压急症时，应让老年人全身放松，卧床休息，保持环境安静，避免一切不必要的刺激和搬动。

（2）正确服用降压药物：必要时可服用适量的降压药物或其他急救药物，但不可使血压下降得过快、过低。不建议含服短效降压药（如硝苯地平片），以免血压急剧下降引起心、脑、肾等重要脏器供血不足。如果平时没有规律服用降压药，需立即服用正常剂量的降压药；如果平时一直规律服药，则可以服用平时两倍剂量的降压药；如果平时从未服用过降压药，不建议自行服药。

（3）监测血压并立即就医，将老年人送往附近医院急诊，或呼叫 120 救护车。

4 老年人高血压急症有哪些诱发因素

（1）生活方式不当：过度劳累、过量饮酒或吸烟等。

（2）情绪不稳定：过度激动、过度悲伤等。

（3）外部刺激：例如外伤、手术、寒冷等因素。

（4）未遵医嘱用药：擅自减药、减量、停药，未定期监测血压。

5 老年高血压患者如何做好自我管理

◇饮食

最重要的是低盐低脂清淡饮食，建议每天食盐摄入的总量不超过 6 克（大约一啤酒瓶盖的盐），推荐做菜时使用限盐勺、控油壶；少吃高脂肪、高胆固醇的食物，如动物内脏、蛋黄等；适量进食豆制品和奶类；多吃含钾丰富的食物，如新鲜蔬菜、水果；多吃粗粮，如全麦馒头、粳米等；多吃鱼类和坚果；少吃含糖高的食物，如甜点、含糖饮料等。

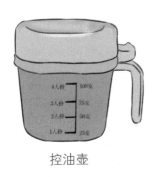

控油壶

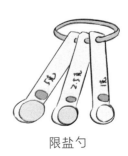

限盐勺

◇运动

选择合适的运动方式，如散步、快走、慢跑、游泳、气功、太极拳等。建议中等强度有规律的运动，每周 3～5 次，每次 30 分钟左右。运动应循序渐进，量力而行，不要过度疲劳和紧张，并长期坚持下去。平时应注意防止体位性低血压，从坐位起立或从平卧起立时，动作应尽量缓慢，以免体位改变血压突然降低引起晕厥而发生意外。

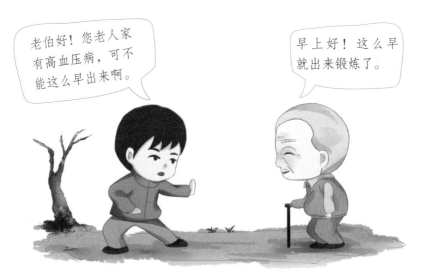

老伯好！您老人家有高血压病，可不能这么早出来啊。

早上好！这么早就出来锻炼了。

◇用药

必须坚持长期、规律用药，避免随意换药、增药、减药、停药，调整药物需在心血管专科医生指导下进行。了解药物的作用及副作用，当出现副作用时，应当及时就医。

切记：药不能停！高血压，规律用药最重要。

◇心理

生活中要注意调整控制自己的情绪，保持心情舒畅、平静、乐观，避免情绪激动、精神过度紧张和焦虑。

◇戒烟限酒

吸烟对血管的损伤非常严重，不仅提倡个人禁烟，还要避免吸二手烟和三手烟。同时不提倡饮酒，如饮酒则要限量。

小贴士

漏服降压药怎么办

如果长效降压药（如络活喜片）漏服一次，不需要补服，因为长效降压药的药效可以维持48~72小时。

如果短效降压药如硝苯地平片（利焕片、心痛定片）白天漏服一次，漏服时间大于两次用药间隔的1/2，须立即补服，并适当推迟下一次服药时间。在夜间人体活动趋于缓慢，漏服后不一定要补服。

特别提醒：当降压药漏服时，千万不要擅自加量，即把两次的剂量合并在一起一次服用，这样有可能导致血压骤降，诱发脑梗死而造成严重后果。

◇合理休息

避免长期过度劳累，保证充足的睡眠，适度放松自己。

◇监测血压

预防高血压急症的重中之重是养成每天测血压的习惯，建议每日在固定时间测量 3～4 次血压，并把所测血压记录下来，以便医生调整药物剂量和种类。

◇配备常用急救用品

家中配备血压计、常用降压药和硝酸酯类制剂等心血管病急救用品，有条件的还可配备氧气瓶以备急救之需。

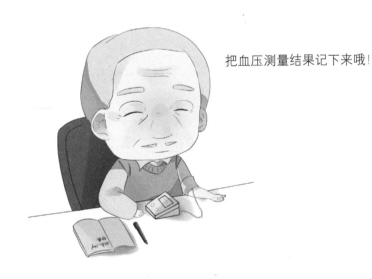

把血压测量结果记下来哦！

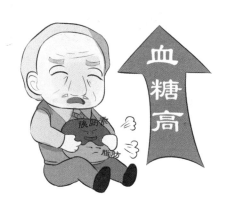 （六）糖尿病急症

1 什么是老年人糖尿病

糖尿病是一组以高血糖为特征的代谢性疾病。高血糖则是由于胰岛素分泌缺陷和（或）其生物作用受损引起。长期存在高血糖，导致各种组织器官，特别是眼、肾、心脏、血管、神经的慢性损害及功能障碍。老年人糖尿病通常是指年龄60岁以上的糖尿病患者，满足以下任何条件之一即可确诊为糖尿病。

（1）随机静脉血糖：即任何时间测得的血糖值≥11.1毫摩尔／升，且有糖尿病症状。

（2）空腹静脉血糖：即隔夜空腹（至少8～10小时未吃任何东西）测得的血糖值≥7.0毫摩尔／升，且有糖尿病症状。

（3）口服葡萄糖耐量试验：口服50％葡萄糖水150毫升，2小时后测量的血糖值≥11.1毫摩尔／升。

糖尿病典型症状即三多一少：多饮、多食、多尿以及消瘦的症状。

"三多一少"

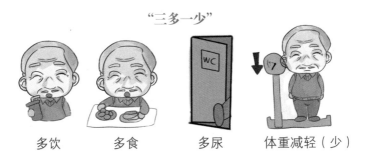

| 多饮 | 多食 | 多尿 | 体重减轻（少） |

2 老年人糖尿病有哪些特点

◇类型

老年人糖尿病以Ⅱ型糖尿病（非胰岛素依赖型糖尿病）为主，Ⅰ型糖尿病（胰岛素依赖型糖尿病）占很少一部分。

◇表现

老年糖尿病患者常表现出无典型的"三多"症状，常较晚确诊，不少病人常以并发症为首发症状，如因视力下降检查眼底，发现有特征性的糖尿病视网膜病变，再经检查而确诊。

◇并发症

老年人糖尿病差异性较大，病程较长，累及心、脑、下肢血管等大血管病变的患病率高。

其他并发症表现

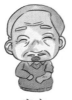

| 瘙痒 | 皮肤干燥 | 视觉模糊 |

3 老年人糖尿病易发生哪些急症

老年人糖尿病急性并发症主要包括高血糖高渗综合征、糖尿病酮症酸中毒、低血糖昏迷等。

4 老年人糖尿病酮症酸中毒有哪些表现

老年人糖尿病酮症酸中毒主要表现为多尿、烦渴多饮和乏力症状加重，更为严重的出现食欲减退、恶心、呕吐，常伴有头痛、烦躁、嗜睡等症状，呼吸深快，呼气中有烂苹果味，病情进一步发展，出现严重失水现象，尿量减少、皮肤黏膜干燥、眼球下陷、脉搏快而弱、血压下降、四肢厥冷，甚至昏迷。

5 老年人糖尿病如何预防酮症酸中毒发生

糖尿病酮症酸中毒诱因主要包括：长期血糖控制不佳、停用或少用胰岛素、合并急性感染、创伤等。为了避免发生老年人糖尿病酮症酸中毒，应做好以下几点：

◇保持良好的血糖控制

定期检测血糖，尤其在发生其他疾病或应激时应勤测血糖，通常如果血糖值大于 15 毫摩尔／升，建议测定尿酮体或血酮。

◇预防和及时治疗感染

感染是糖尿病酮症酸中毒的重要诱因，常见的有呼吸系统、泌尿系统及皮肤感染，且以春冬季发病率较高，在此季节要加强保健，避免感染。

◇合理饮食

既要避免饥饿疗法，也要避免摄入升高血糖过快的甜食，尤其是血糖控制不佳时。

◇合理运动

避免过剧、过量运动。

◇加强糖尿病知识学习

知晓糖尿病酮症酸中毒的相关知识，有利于本病的自我预防。

6 老年人低血糖有哪些急救措施

老年人低血糖表现为饥饿感、四肢无力、发抖、冷汗、心跳加快、头晕、口唇麻木、面色苍白、恶心呕吐、烦躁等症状，严重时甚至可表现为意识模糊、识别力丧失、头晕、言语障碍等症状。

低血糖的症状

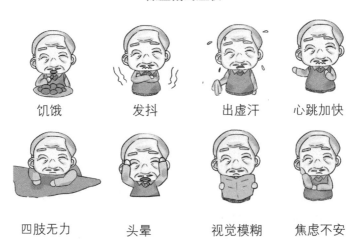

饥饿   发抖   出虚汗   心跳加快

四肢无力   头晕   视觉模糊   焦虑不安

发生低血糖时的急救措施：

（1）判断神志。如果意识不清，则切勿喂食，以免误吸导致肺炎，应尽快送往就近的医院急诊。

（2）立即进食补充葡萄糖。如果神志清醒且可吞咽时，不管有无条件测试快速血糖，都应立即饮用半杯果汁或含糖饮料（100～150毫升），或蜂蜜1～2茶匙，因为这些食物吸收快，容易缓解低血糖。对于服用拜唐平片、倍欣片等抑制糖吸收药物治疗的老年人，则需直接饮用葡萄糖水或葡萄糖咀嚼片。

（3）加强观察病情：进食后休息观察15分钟，如果症状仍未改善，可再重复吃一次上述食品。若离下一次正餐时间较长，则应加餐适量主食或蛋白质类食物。

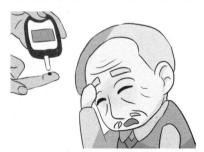

末梢血糖快速检测

7 老年糖尿病患者如何预防低血糖昏迷

（1）应定时定量进餐，如果进餐量减少则相应减少降糖药物剂量，有可能误餐时应提前准备好食物。

（2）如使用胰岛素应从小剂量开始，再逐渐增加剂量。如果使用胰岛素治疗过程中出现低血糖，应积极寻找原因，必须在医生的指导下调整胰岛素治疗方案和用量。

（3）避免高强度运动，大量运动前应增加额外的碳水化合物摄入，如饼干、面包等。

（4）避免饮酒，特别是空腹饮酒，酒精可直接导致低血糖。

（5）平常应随身备有糖果、巧克力、饼干等，一旦发生低血糖，立即食用，外出时应携带"求助卡"。

糖尿病低血糖
求助卡

我有糖尿病，如果发现我神志不清或者异常行为，可能是低血糖反应。我若能吞咽，请给我一杯糖水、果汁或者其他含糖饮料。若15分钟内尚未恢复，请送我到医院并通知我的亲人。若我昏迷不能吞咽了，请不要喂我食物，请立刻送我到医院并通知我的亲人。谢谢您！

亲人联系电话：×××××××××××

8 老年糖尿病患者饮食上要注意什么

（1）控制总热量，合理配餐。老年糖尿病患者饮食要求是低脂、适当碳水化合物和蛋白质。必须防止总热能摄入过多，总热能不仅包括主食，还包括副食、烹调油和零食等，每天的主食量一般不宜超过400克（是指未经加工的生粮食），但也不是越少越好，一般在200～400克比较适宜。

（2）合理营养成分。要保证各种营养成分比例适宜。按照世界卫生组织的标准，主食应占总热能的55%，蛋白质应占总热能的15%～20%，其他25%～30%是脂肪。保证优质蛋白的供应，每天要有一定量的牛奶、鸡蛋和瘦肉摄入。限制肉食的摄入，各种肉食总量每天不超150克。限制油脂的摄入，应以植物油等不饱和脂肪酸为主。可用"手掌法则"

食物估算"手掌法则"

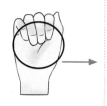

碳水化合物

1个拳头大小的碳水化合物可以代表每餐的碳水化合物摄入量，也可以表示1个馒头、1个花卷或1碗米饭、面条的大小。老年糖尿病患者主食量为一顿一个"拳头"大小。

蔬 菜

两只手可容纳约500克的蔬菜。蔬菜的能量很低，建议每日摄入至少"两捧"蔬菜，即500～1000克。

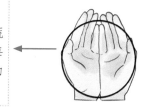

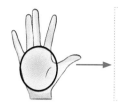

蛋白质

50克的蛋白质类食物相当于手掌心大小，建议每日摄入"一个掌心"大小量的蛋白质，即50～150克。

脂 肪

需要限制每天油脂摄入量。每顿摄入大拇指的第一指节大小量就足够了。建议每日摄入300毫克食物胆固醇，尽量食用含不饱和脂肪酸食物。

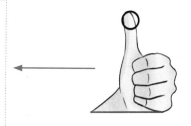

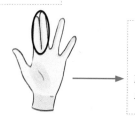

瘦 肉

建议每日摄入50克左右瘦肉，相当于2个手指大小的量。

方法为老年糖尿病患者粗略估算食物大小。

（3）定时定量，少食多餐。进食时间和数量宜固定。每天多吃几餐，每餐少吃点，可避免血糖骤然升高，而且有利于避免低血糖。基本上要做到一天不少于三餐，一餐不多于100克。

（4）清淡饮食。"清"就是少油脂，"淡"就是不甜不咸。在血糖控制较好时，可以吃不太甜的水果，最好不要在正餐前后吃，以免增加一次进食量而升高血糖。可在午睡后或晚睡前吃，如果能吃完水果再查血糖，那就更放心了。不应限制饮水，以免血液浓缩加重病情。提倡高纤维饮食的摄入，如玉米、干豆、绿色蔬菜等，有利于降低血糖，调节血脂，降低血液黏稠度，减轻体重，还能保持大便通畅。

平时饮食中可使用食物交换法，即将食物分成四大组（八小类），每份食物的热量为376.56千焦耳（即90千卡），制定食谱时以糖尿病治疗原则为基础，各类食物灵活互换，但要切记同类食物之间可选择互换，非同类食物之间不得互换。部分蔬菜、水果可与主食（谷薯类）互换。

表1　四大组（八小类）食物

谷薯组	菜、果组	肉蛋组	油脂组
谷薯类	蔬菜类	大豆类	坚果类
	水果类	奶制品	油脂类
		肉蛋类	

表2　等热量谷薯类食物交换表

25克	35克	100克	200克
大米、小米、糯米	烧饼、烙饼、馒头	马铃薯	鲜玉米
高粱米、玉米碴	咸面包、窝窝头		
面粉、玉米面	生面条、魔芋		
混合面			
燕麦片、莜麦面			
各种挂面、龙须面			
绿豆、红豆、干豌豆			
干粉条、干莲子			
油条、油饼、苏打饼干			

表3　等热量蔬菜类食物交换表

70克	100克	150克	200克	250克	350克	400克	500克
毛豆、鲜豌豆	百合、芋头	山药、藕、凉薯	胡萝卜	扁豆、蒜苗	南瓜、菜花	白萝卜、冬笋	大白菜、菠菜
							韭菜、冬瓜
							芹菜、莴苣
							西葫芦、苦瓜
							茄子、丝瓜

表4　等热量水果类食物交换表

150克	200克	300克	500克
香蕉	梨、桃、苹果（带皮）	草莓	西瓜（带皮）
柿子	橘、橙、柚		
鲜荔枝	猕猴桃（带皮）		
	李子、杏		
	葡萄（带皮）		

（注：以上水果重量均包括皮核在内）

表5 等热量大豆类食物交换表

20克	25克	50克	100克	150克	400克
腐竹	大豆、大豆粉	豆腐丝、豆腐干	北豆腐	南豆腐	豆浆

表6 等热量奶制品食物交换表

20克	25克	130克	160克
奶粉	脱脂奶粉、奶酪	无糖酸奶	牛奶、羊奶

表7 等热量肉蛋类食物交换表

20克	25克	35克	50克	60克	80克	100克
熟火腿、香肠	肥瘦猪肉、叉烧肉	午餐肉、熟牛肉、酱鸭	带骨排骨、鸭肉	鸡蛋（带壳）	带鱼	兔肉
			瘦猪肉	鸭蛋	草鲤鱼	蟹肉
			牛羊肉	松花蛋	大黄鱼、鳝鱼、鲫鱼	水浸鱿鱼
				鹌鹑蛋（6个）	对虾、青虾、鲜贝	

表8 等热量坚果类食物交换表

25克	40克
核桃、杏仁	西瓜子
花生米	
葵花子	

表9 等热量油脂类食物交换表

10克
花生、香油（1汤匙）、玉米油、菜籽油（1汤匙）、猪油、牛油

9 老年糖尿病患者在运动时要注意什么

（1）进行一次细致全面的身体检查。充分了解自己的糖尿病及其并发症到了什么程度，以便选择最适当的运动方式、运动时间和运动强度。

（2）避免过分剧烈的运动。比如登梯爬高、用力过猛的运动和倒立性运动等。要注意运动适可而止，以免运动过量而影响健康。

（3）注意着装。运动前检查所穿衣服是否合适，穿太多容易出汗后感冒，导致血糖波动。也不能穿得太少，受凉后也容易对身体造成伤害。鞋子、袜子要合适，在锻炼之前看看鞋子里面有没有异物，因为糖尿病患者如果有神经病变，感觉不太灵敏，一个硬币掉在鞋里面都没有感觉，磨坏了脚容易造成糖尿病足。

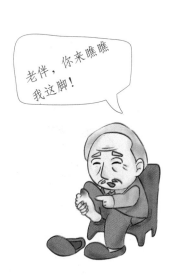

老伴，你来瞧瞧我这脚！

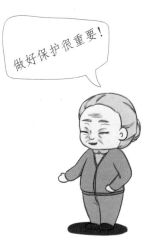

做好保护很重要！

糖尿病老人如何选择鞋与袜

鞋子不能太紧，也不能太松，太松易绊倒，太紧容易磨破皮，伤口不易愈合。袜子不宜太小也不宜太大，袜子的袜口不宜太紧，如果袜子破了不要再穿。最好穿浅色袜子，当脚上有脓血时能及时发现。每天需更换袜子。

10 老年糖尿病患者药物治疗应注意什么

（1）定时、定量遵医嘱服用降糖药。由于老年人依从性差、记忆力减退等原因，为避免遗忘，最好能根据病情合理安排给药次数，做好服药记录，避免漏服多服。

（2）尽量避免使用强力降糖药物，警惕低血糖反应。

（3）根据所使用的胰岛素类型的起效时间按时进餐，注射后在等候进餐期间切忌做各种家务，以免运动过量导致低血糖，并且不要忘记或延误进餐。

（4）合理保存胰岛素。尚未使用的胰岛素产品按照说明书要求储存在 2～8℃ 的冰箱中；正在使用的胰岛素产品应在室温 25℃ 下保存，避免过热或过冷。外出旅行时将胰岛素和其他降糖药物装入随身携带的包中，不能托运，避免托运中温度过低或过高使胰岛素变性。

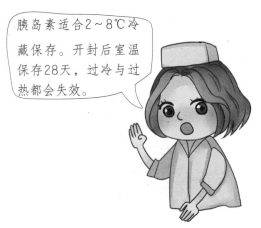

胰岛素适合 2～8℃ 冷藏保存。开封后室温保存28天，过冷与过热都会失效。

（七）慢性阻塞性肺疾病

1 什么是慢性阻塞性肺疾病

慢性阻塞性肺疾病是一种具有呼吸道持续性气流受限特征、可以预防和治疗的疾病，气体受限不完全可逆，呈进行性发展。其主要累及肺脏，也可引起肺外的不良效应。

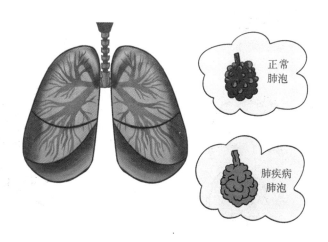

正常
肺泡

肺疾病
肺泡

2 老年人慢性阻塞性肺疾病急性发作时有哪些表现

老年人慢性阻塞性肺疾病病人均有不同程度的慢性咳嗽、咳痰、胸闷、气喘和排痰困难，急性发作期常会有不同程度的咳嗽、咳痰、气短、喘息或呼吸困难加重、痰量增加、痰液黏稠合并呼吸道感染时可有脓性痰，还可有不同程度的发热。患者呼吸运动减弱、呼气延长、呼吸费力、两肩高耸，动用辅助呼吸肌呼吸。

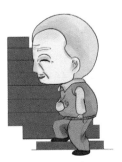

呼吸困难

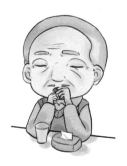

咳嗽加重

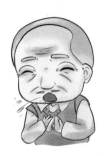

咳痰增多

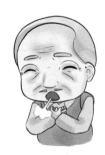

喘息和胸闷

3 老年人慢性阻塞性肺疾病急性发作诱发因素有哪些

（1）呼吸道感染是慢性阻塞性肺疾病发病和加剧的常见且重要的因素。

（2）吸烟是慢性阻塞性肺疾病最重要的环境发病因素。被动吸烟也可能导致呼吸道症状及慢性阻塞性肺疾病的发生。

（3）空气污染。

（4）生物燃料烟雾。

4 老年人慢性阻塞性肺疾病发作时有哪些急救措施

（1）注意体位。当老年人出现呼吸急促、呼吸困难，面色改变及出冷汗时，立即协助其采取半坐位姿势，改善呼吸，并立即拨打120急救电话。

（2）注意观察。在急救车到达前密切观察老年人口唇、手指末梢等有无紫绀，神志是否清醒，应卧床休息，注意保暖，防止受凉感冒，并保持室内空气流通。

（3）进行有效吸氧。家中有用氧装置的可给老年人进行持续低浓度低流量吸氧（氧流量1～2升/分钟），吸氧时要注意氧浓度不宜过高，避免引起二氧化碳潴留，诱发肺性脑病。

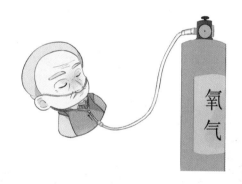

（4）及时用药。家中若有支气管扩张剂，如沙丁胺醇气雾剂等，应立即给老年人做吸入治疗，并密切观察药物疗效及不良反应。

（5）有效咳嗽排痰，以保持老年人呼吸道通畅。

（6）开展心理护理。急性发作期应及时给予老年人精神安慰，做好家人及亲人工作，给予老年人关怀，以取得主动配合，帮助老年人树立战胜疾病的信心。

5 老年人慢性阻塞性肺疾病患者如何进行居家自我保健

（1）主动配合进行长期规范的治疗。

（2）加强自我饮食管理。每日适量饮水，适量增加蛋白质、热量和维生素的摄入，做到少食多餐。选择软烂、不太需要咀嚼的食物，比如稀粥、蒸鱼、蔬菜汤等。

（3）改善环境卫生。避免烟雾、粉尘和刺激性气体对呼吸道的影响。

（4）有效咳嗽排痰。咳嗽时，取坐位，头略前倾，双肩放松，屈膝，双臂抱枕，尽可能加深吸气，吸气后短暂憋气，再咳嗽，使肺内冲出的高速气流将分泌物从口中喷出。痰液黏稠不易咳出者可拍背协助，同时鼓励多饮水，必要时使用祛痰剂或采用雾化吸入疗法湿化气道，使痰液易咳出。

有效咳嗽排痰方法

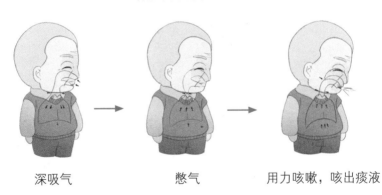

深吸气　　　　　　　　憋气　　　　　　用力咳嗽，咳出痰液

（5）叩击背部排痰。对于长期卧床、久病体弱、无力咳嗽者，应协助其慢慢翻身，有节律地叩拍其背部。

方法：让老年人采取侧卧位或在他人协助下采取坐位姿势，叩击者两手手指弯曲并拢呈"覆碗状"，以手腕力量从肺底自下而上、由外而内迅速而有节律地叩击背部。每一肺叶叩击 1～3 分钟。叩击时发出一种空而深的拍击音则表示叩击手法正确，也可使用叩击装置。

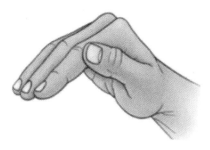

"覆碗状"叩背手势

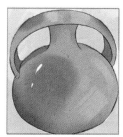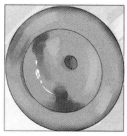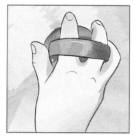

背部叩击装置

（6）坚持锻炼。经常进行呼吸功能锻炼（如缩唇呼吸、膈腹肌式呼吸）和全身运动锻炼，养成良好的生活习惯，劳逸结合，提高机体抗病能力。

缩唇呼吸

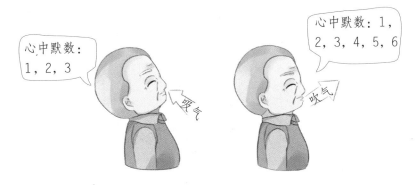

深慢膈腹肌式呼吸

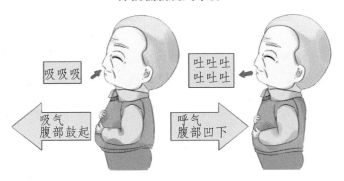

  日常锻炼方式有：步行、慢跑、太极拳等。开始运动 5～10 分钟，每天 4～5 次，适应后延长至 20～30 分钟，每天 3～4 次。运动量由慢至快，由小至大，以身体耐受程度为准。

  （7）正确氧疗。有条件者坚持长期进行家庭氧疗，每天吸氧至少 15 小时，流量为每分钟 1～2 升，要注意用氧安全。

氧气瓶养护"四防"

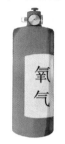

*防火
*防油
*防震
*防热

（8）正确使用吸入器。吸入器包括定量雾化吸入器和干粉吸入器。干粉吸入器包括都保装置和准纳器。

定量雾化吸入器使用步骤

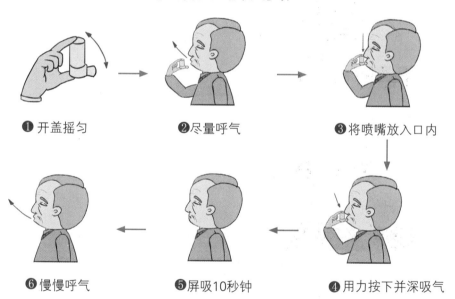

❶ 开盖摇匀　　　❷尽量呼气　　　❸将喷嘴放入口内

❻慢慢呼气　　　❺屏吸10秒钟　　　❹用力按下并深吸气

准纳器药物以干粉形式存储在胶囊或储药池内，使用前通过机械力刺破胶囊或将药物装入定量药池内，患者通过吸气形成的负压，经咬口器定量吸入药物。

准纳器使用步骤

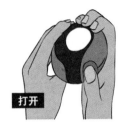

第一步：一手握住外壳，另一手的大拇指放在手柄上，向外推动拇指直至完全打开。

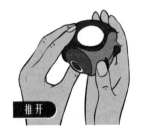

第二步：向外推动滑动杆发出咔哒声，一个标准剂量的药物已备好以供吸入。在剂量指示窗口有相应显示，不要随意拨动滑动杆以免造成药物的浪费。

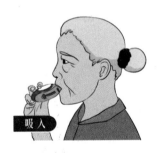

第三步：先向外吐一口气（勿朝吸嘴吹气），然后将吸嘴放入嘴唇内，快速地吸饱一口气，再将准纳器挪开嘴唇，并屏住呼吸10秒钟，再慢慢呼气，最后关闭准纳器。

（9）监测病情。定期门诊随访。

三、老年人意外伤害的预防与急救

（一）创伤出血

1 创伤出血的分类与判断有哪些

创伤可引起不同程度的出血，出血的危险性与破裂的血管和部位有关。

（1）根据出血部位不同，可分外出血和内出血。

外出血：是指从血管流出的血液排出身体外，如鼻出血、皮肤外伤出血、咯血等。

内出血：是指流出血管的血液停留在身体内部而未排至体外，如脑出血、肝破裂出血等。

（2）根据血管的分类，可分为动脉出血、静脉出血和毛细血管出血。

动脉出血		血色鲜红，自伤口近心端随脉搏而冲出，呈喷射状。时间稍长则会有生命危险
静脉出血		血色暗红，流出缓慢，若出血量较多，呈涌泉状，也会有生命危险
毛细血管出血		血色鲜红，自伤口呈点状、水珠状或成片渗出，通常出血量不大，会自愈

② 创伤出血常用应急止血方法有哪些

老年人在日常生活中难免发生外伤，如使用刀、剪时不小心割破手、跌倒、坠落、碰撞等，通常用的止血方法有以下几种：

（1）一般止血法。适用于创口小、出血量少的轻微出血，如表皮伤口、皮肤擦伤等。伤口经干净流动的水冲洗后，可用创可贴、干净的纱布、手帕等包扎，不可用酒精棉球、绒布覆盖。

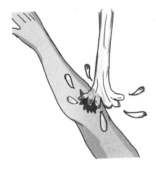
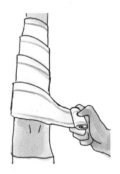

用流动干净的水冲洗　　　　　敷料包扎

（2）直接压迫止血法。用干净的纱布、手帕等折叠好，作为敷料覆盖在伤口上，直接持续用力地按压在伤口上，若敷料被血液渗透，则另取敷料在原有的敷料上覆盖上去，不要更换敷料，并加大按压力量，等待救援人员的到来，若是肢体出血，需抬高伤肢且高于心脏。

（3）间接指压止血法。在一时缺乏包扎材料时，临时用手指放在伤口上方的动脉压迫点上，然后用力将动脉血管压迫，通过中断血流而达到止血的目的。该方法优点为迅速有效，缺点为不宜持久，在止住出血后，应立即换用其他止血方法，出血量多的，应马上送医院处理。

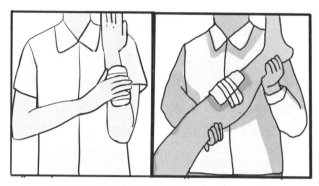

直接压迫止血法需抬高伤肢且高于心脏

①手指出血：按压手指左右两侧指动脉止血。

②前臂和手部出血：按压肱动脉、尺、桡动脉止血。

③头部前、后出血：按压颞浅动脉、耳后动脉止血。

④下肢出血：在腹股沟中点稍下方，摸到股动脉搏动后用力将其压向股骨止血。

⑤足部出血：按压胫前后动脉止血，若大出血可用双手拇指和食指压足背前及足跟和内踝间动脉。

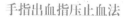

手指出血指压止血法

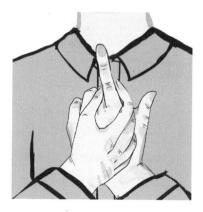

（4）加压包扎止血。用消毒纱布垫或干净的毛巾、布块、帽子等折叠成比伤口略大的垫子，放在伤口上，然后用三角巾或绷带或能找到的替代品加压包扎。包扎的压力应适宜，以能止血又不影响远端血液循环为宜（远端能摸到动脉搏动且皮肤颜色正常）。适用于小动脉、静脉及毛细血管出血，若伤口内有碎骨存在时不能用此法。包扎时应保持伤口清洁，避免伤口污染，便于以后的清创处理。

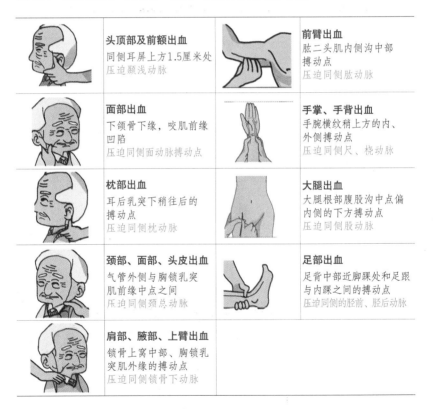

	头顶部及前额出血 同侧耳屏上方1.5厘米处 压迫颞浅动脉		**前臂出血** 肱二头肌内侧沟中部搏动点 压迫同侧肱动脉
	面部出血 下颌骨下缘，咬肌前缘凹陷 压迫同侧面动脉搏动点		**手掌、手背出血** 手腕横纹稍上方的内、外侧搏动点 压迫同侧尺、桡动脉
	枕部出血 耳后乳突下稍往后的搏动点 压迫同侧枕动脉		**大腿出血** 大腿根部腹股沟中点偏内侧的下方搏动点 压迫同侧股动脉
	颈部、面部、头皮出血 气管外侧与胸锁乳突肌前缘中点之间 压迫同侧颈总动脉		**足部出血** 足背中部近脚踝处和足跟与内踝之间的搏动点 压迫同侧的胫前、胫后动脉
	肩部、腋部、上臂出血 锁骨上窝中部、胸锁乳突肌外缘的搏动点 压迫同侧锁骨下动脉		

小贴士

如何判断肢体血液循环情况

观察指、趾、皮肤的颜色、温度、动脉搏动、肢体肿胀程度、运动能力、皮肤知觉及疼痛的程度。如出现指、趾端颜色发紫、苍白、温度降低、不能主动运动、皮肤知觉减退和消失、持续性剧烈疼痛等现象，都说明血液循环不好。

3 如何防止老年人意外受伤出血

（1）保持良好的情绪。随着年龄的增大，居家老年人生理机能下降，意外受伤的概率也大大增加。因此，对老年人特别是对独居、丧偶家庭中的主要人员要多沟通、交流，多支持和关心老年人的日常生活。老年人也要调节好心态，日常活动与家务劳动要量力而行。老人平时要加强健康保健知识的学习，提高自我保护意识，减少意外创伤出血情况的发生。

（2）创造安全舒适的环境。要为老年人创造宽敞、明亮、舒适的居住环境，如光线充足、楼道有扶手、厕所内设防滑垫及扶手，通道无障碍物，地面平整、家具尽量不用尖、方角等，以防跌倒造成创伤性出血。

（3）避免剧烈运动。老年人要避免扑打、拳击等竞技活动，避免肢体的碰撞或损伤；也应避免如爬梯子、搬重物等危险动作；在使用刀、剪等锋利工具时要小心，避免意外受伤。

⚕ (二) 骨 折

1 如何判断老年人发生了骨折

　　老年人因骨质疏松，虽然所受外伤非常轻微，却往往会导致严重的骨折，如何判断老人是否发生骨折呢？

　　（1）询问近日有无出现跌倒、撞击的情况。如果有，一般应从症状及功能障碍两方面来加以判断，但有些老人自己表述困难，作为家属子女应特别留心观察。

　　（2）观察局部症状。局部疼痛、肿胀、活动受限是骨折最常见的表现，如手的握力差，甚至无法提起东西；下肢不能站立或行走；手指弹钢琴式触摸，若疼痛明显，极可能是骨折。但有的老年人在受伤的当时其疼痛、肿胀的症状可能较轻，甚至可以忍痛进行日常活动，一般在骨折2～3天后其症状才开始明显，受伤的局部皮肤会变得青紫，受伤部位肿胀明显，不能触碰，局部不能活动。

　　（3）观察受伤后身体有无畸形。如果老年人跌倒后身体出现畸形，一般高度怀疑是骨折了。但若受伤的程度相对轻微，有时畸形并不明显。老年人常见的髋部骨折有时表现为脚部外翻或肢体的缩短；前臂骨折常使其腕部呈"餐叉样"畸形（侧面看）与"枪刺样"畸形（正面看）。

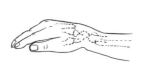

"餐叉样"畸形　　　　　"枪刺样"畸形

2 老年人发生骨折后现场有哪些急救措施

（1）如果确认发生了骨折，应让老年人平卧，保持原位，不要盲目搬动，更不能对受伤部位进行拉拽、按摩；要向其他人求助，拨打120急救电话。

（2）就地取材，进行固定。检查老年人受伤部位，及时就地取材，如小木板条、木棒、竹片、拐杖、硬纸板等，对受伤部位进行固定，以防止伤情加重。若要上夹板，可先用衬垫垫好，绑扎时应将骨折上下两个关节同时固定，限制骨折处的活动。四肢固定要露出指（趾）尖，以便随时观察末梢血液循环。

①上肢骨折固定的位置要取屈肘位，绑好后用带子悬吊于颈部，若没有用于固定的物品时，对受伤的上肢可以用手帕、布条等悬吊并固定在胸前。

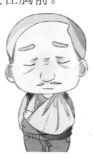

②下肢骨折要取伸直位固定，可以与未受伤的另一下肢捆绑固定在一起。如果出现脚趾发麻、颜色变紫或发白，说明固定太紧，要松开重新调整固定压力。

③脊柱骨折老人应尽量避免搬动。在环境不安全，急需搬动时宜采取四人搬运法将老人平抬平放在硬板上再给予固定。千万不能用帆布、绳索等软担架运送，一定要保持脊

柱挺直位置，更不能扶持伤员试图行走。如果处理不当，易造成脊髓神经损伤，导致截瘫。

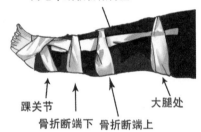

用毛巾或软物做衬垫

踝关节　　大腿处
骨折断端下　骨折断端上

④肋骨骨折伴有胸闷气急等症状，应怀疑伴有胸腔脏器损伤，要注意有无血气胸发生。对没有明显呼吸困难的肋骨骨折，可用宽胶布或布条紧贴胸廓扎好，以便限制呼吸运动，减少伤者痛苦，同时急送医院就诊。

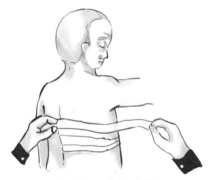

宽胶布固定胸廓法

3　日常生活中老年人如何预防骨折

老年人最常见骨折为髋部骨折（股骨颈、股骨转子间）、腰椎压缩性骨折、桡骨远端、肱骨近端骨折和足距骨骨折。由于老年人多伴有骨质疏松，对外界反应能力低下，保护性反射减慢，发生外伤性骨折的机会也明显增多，因此在日常生活中要注意以下几个方面：

（1）调理饮食防骨质疏松。老年人应多吃富含钙质的

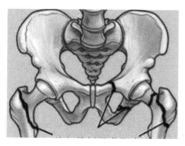

髋部骨折易发位点

食物，如牛奶、虾皮、豆制品、芝麻、蔬菜、水果等。牛奶含钙量比较高，若坚持每天喝一杯牛奶，效果将优于单纯补钙。多食富含磷、镁、维生素A的食物，如家禽、大蒜、芝麻、杏仁、牛肉、豆腐、脱脂酸奶、麦芽、黄红色蔬菜以及水果等。适当补充优质蛋白质和维生素C，有利于钙的吸收。

（2）经常锻炼减少骨折的发生。老年人应经常进行一些力所能及的锻炼，如户外散步，接受阳光的照射，有条件的可以晒"日光浴"，这样可促使人体内合成更多的维生素D，促进钙质的吸收；同时通过锻炼肌肉，可增加身体的平衡性，保持良好的大脑调节能力和关节灵活性。平时生活要有规律，睡眠要充足，保持精力充沛，在日常活动中就可以保持大脑对周围环境良好的反应性。

（3）居家环境防跌倒。在家做好地面、卫生间、通道等安全隐患工作。

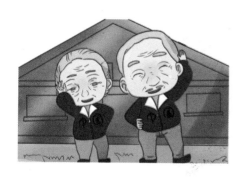

(三) 烫 伤

1 为什么在日常生活中老年人易发生烫伤

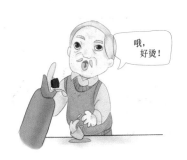

烫伤，是指由无火焰的高温液体、高温固体或高温蒸汽等所致的损伤。老年人感觉系统反应迟钝，往往由于感觉不到水温过高而容易引起烫伤。老年人生活自理能力下降，在接触取暖用品、暖水瓶、热水、热汤等若使用不当，同时家属和照顾者未及时发现异常情况都容易造成烫伤。

2 烫伤有哪些表现

烫伤根据轻重可以分为三度，表现为"Ⅰ度灼红，Ⅱ度水疱，Ⅲ度焦痂"。

Ⅰ度烫伤：皮肤灼红，痛觉过敏，干燥无水疱。

Ⅱ度烫伤：有大小不等的水疱，疼痛明显。

Ⅲ度烫伤：皮肤干燥如皮革样或呈腊白。

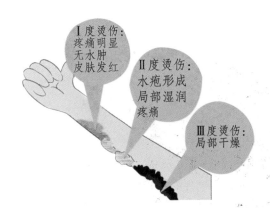

Ⅰ度烫伤：
疼痛明显
无水肿
皮肤发红

Ⅱ度烫伤：
水疱形成
局部湿润
疼痛

Ⅲ度烫伤：
局部干燥

3 烫伤现场有哪些急救措施

第一步：迅速移去热源，以免继续损伤。

第二步：立即冷却治疗。若烫伤部位是手和足，可将伤处浸在冷水中或用冷水冲洗；若伤处水疱已破，则不可冲洗或浸泡，以防感染。若烫伤部位不是手和足，可将受伤部位用冷毛巾包好，并将冰块敷于毛巾外。冷却治疗时间越早，效果越好，最好在烫伤后 5 分钟内进行。冷却治疗一般需 20 ～ 30 分钟或直到伤处的疼痛减轻为止。

第三步：用京万红软膏或烫伤膏涂于烫伤部位。

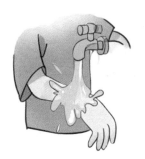

冷却冲洗法

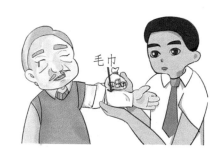

冷毛巾冰敷法

切记：Ⅲ度烫伤时，应立即用清洁的被单或衣服简单轻柔包扎，以避免污染或再次损伤。烫伤处不能用水冲洗或浸水，不要涂擦药物，保持清洁，迅速送医院就诊。

小贴士

烫伤现场处理"四不原则"

①不涂抹牙膏、酱油、烟灰等。

②不覆盖不洁物品。

③不将水疱挑破。

④不撕去粘在身上的衣服，应用剪刀轻轻剪开。

4 日常生活中老年人如何预防烫伤

（1）正确使用取暖设备。老年人使用热水袋，水温不高于 50℃，要用热水袋套或毛巾隔热，注意把盖拧紧以防止漏水。使用其他电取暖设备如暖手宝、电热毯等时要严格按照说明书操作。

（2）正确使用生活设施。如热水瓶要放在固定位置或房间的角落等不易碰倒的地方。冷热水开关标志要明显，洗澡时要先开冷水开关再开热水开关，使用完毕，先关热水开关再关冷水开关。

（3）加强对生活不能自理的老年人的照料。如喝热汤或喝热水时，提前冷却并提醒老年人引起注意。

（4）不要长时间接触温度超过体温的物品，患有糖尿病、中风后遗症或长期卧床的老年人尤需注意。

（四）跌　倒

1 老年人为什么容易跌倒

跌倒是指由于突发的、不自主的、非故意的体位改变，倒在地上或更低的平面上。老年人跌倒的危险因素有以下几点：

（1）年龄与生理因素。随着年龄增长，人体生理功能会发生改变。步态稳定性下降，平衡功能受损，反应能力和协同运动能力减弱，均是引发跌倒的常见原因。

（2）疾病与药物因素。老年人的一些疾病可能导致跌倒，如帕金森氏病、白内障等。很多药物也可能影响老年人的神志、精神、视觉、步态、平衡等，从而引起跌倒。如精神类药物（安定类、抗焦虑药等）、心血管类药物（抗高血压药等）、其他类药物（降糖药、镇痛药、抗帕金森氏病药等）。

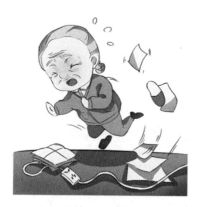

（3）环境与衣着因素。昏暗的灯光，湿滑、不平坦的路面，步行途中的障碍物，不合适的家具高度和摆放位置，楼梯、台阶、卫生间没有扶栏、把手等都可能增加跌倒的

危险性。不合适的裤子、鞋子和辅助用具也容易使老年人跌倒。

（4）社会心理因素。老年人长期独居，与外界缺乏交往，反应迟钝，也会增加跌倒的风险。

卫生间防滑设施

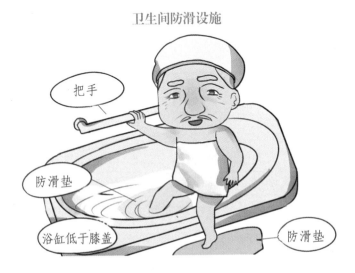

2 老年人跌倒会引起哪些后果

老年人跌倒可导致骨折、软组织损伤及心理创伤等严重后果，影响老年人的身心健康，增加家庭和社会的负担。

3 老年人独自在家跌倒如何自我救护

老年人独自在家跌倒时，不要急于爬起来。在意识清楚后慢慢地从远端到近端活动自己的关节，如果感觉不能伸展或屈曲，应呼救或拨打电话等待救助；在旁人抬送自己的时候要告知跌倒的经过，哪个部位不能活动，需特别注意的地方等。如意识清楚，肢体活动无疼痛，可从仰卧位转为俯卧位，再慢慢爬行到坚实可支撑的平面向上引伸，防止再次跌倒。

4 老年人跌倒的现场救护应注意哪些问题

（1）检查并确认伤情。不要急于挪动老年人，询问跌倒的情况及对跌倒过程是否有记忆，查看有无肢体疼痛、畸形、关节异常等骨折情形，如果有或无法判断，则勿随便搬动。

（2）正确搬运。如需搬运应保证平稳，尽量保持老年人平卧姿势。

（3）有外伤、出血者，立即止血包扎并进一步观察处理。

（4）如果老年人试图自行站立，可协助其缓慢起立，坐位或卧位休息，确认无碍后方可放手，并继续观察。

（5）对跌倒后意识不清的老年人，应特别注意有无呕吐、抽搐等症状，若发现心跳呼吸停止，立即进行心肺复苏。

（6）查找跌倒的危险因素,评估跌倒风险,防止再次跌倒。

5 日常生活中老年人应如何预防跌倒

（1）衣着合适。衣、裤、鞋要合适，不穿过长、过宽会绊脚的长裤；鞋子要防滑且合脚；坐在凳子上进行穿脱鞋、裤、袜。

（2）注意行走与活动安全。体位改变时，动作要缓慢，应避免过快变动体位和长时间站立；捡东西时应尽量放缓动作，采用直腰蹲下的方式去捡，做到慢蹲慢起；注意避开在湿滑及有障碍物的地面行走；雨雪天走路宜小步慢行，不可背着手或将手揣在裤兜里行走；上下楼梯时"一扶二看三踏脚"；过马路时尽量夹在过马路的人群中行走，不要倒走；天黑后少出门，根据身体情况随带手杖；老年人出门有必要随带一张联系卡，万一发生摔倒意外，旁人可以及时帮助老年人联系到家人。

（3）重视晨起与夜间的安全防范。做到"起床三步曲"（平躺30秒、坐起30秒、站立30秒再行走），睡前服过安眠药者，醒后应短时睁眼静卧，对四周环境或灯光适应后再改变体位。患有白内障、青光眼、帕金森病、颈椎病、脑血管病后遗症等疾病的老年人，最好睡前将便器置于床旁，并有人陪伴照顾。

小贴士

起床三步曲

第一步：平躺30秒。

第二步：坐起30秒。

第三步：站立30秒。

然后再行走！

（4）遵医嘱合理用药，注意药物副作用。如长期服用降压药、降糖药、镇静、催眠、抗焦虑、抗抑郁等药物的老年人要注意药物的副作用。

（5）坚持适宜锻炼。坚持合适与适度的体力锻炼，增强肌肉力量和平衡能力。适当的社交活动、坚持做平衡操等有助于预防跌倒。

（6）创造良好的居家环境。①老年人居室的温度应保持在20～25℃，可使老年人减少穿衣，便于活动。居室环境明亮，楼梯、过道、卫生间照明充足，夜间照明灯使用方便，床头备有一支手电筒。②卫生间靠近卧室，地面材料应防滑、平整、干燥；浴室和坐便器旁边装有把手，夜间卫生间内应

小贴士

平衡操

"金鸡独立"练习操：睁眼或闭眼，双手叉腰，一腿弯曲，一腿站立。也可用手支撑在桌面或椅背上进行一条腿站立。每条腿站立10~20秒钟。

"不倒翁"练习操：站立或坐于椅上，前后晃动身体，脚尖、脚跟循环着地以锻炼下肢肌肉，达到控制重心的目的。

坐立练习：站在椅子前缓慢起立坐下，反复进行10次。还可以将一个纸盘放在头顶上，尽量保持不掉下。

切记：锻炼可以增强老年人的肌肉力量，提高柔韧性、协调性和稳定性。但老年人必须在身体条件允许的情况下练习，要合理调整动作幅度，保证安全！

开灯。③家具摆放位置适当，要以不妨碍老年人行走为原则。居室里桌、椅等家具摆放应稳固，不摇摆晃动；床和椅的高度应以老年人坐在床沿脚能够着地为宜，老年人使用的座椅应该落地稳定，而且要有扶手，方便起坐，不要使用有轮子的座椅；尽量不要铺地毯；电线、电话线要远离地板；室内不要有台阶、门槛，以防绊倒。

小贴士

防跌口诀

起床落地慢慢来，脚未站稳不要走。

头晕眼花别勉强，牢牢扶住心里安。

走路周边看清楚，湿滑险阻要三思。

衣裤鞋袜要合身，谨防绊倒意外生。

如果行动不方便，呼叫等人来帮忙。

善用合适助行器，步步为营走得稳。

不慎跌倒莫隐瞒，及时就医心安。

🩺（五）噎 食

1 什么是噎食

噎食即气道异物梗阻，是指进食时食物（异物）进入气管和支气管堵塞了呼吸道，从而导致窒息甚至死亡。老年人由于咽部器官在生理、形态及功能上发生退行性变化，吞咽功能下降容易发生噎食。

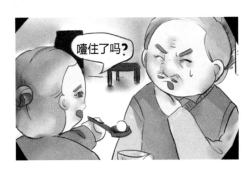

2 老年人噎食时会出现哪些异常情况

可通过噎食老人的表情、面色、咳嗽、呼吸音、胸部呼吸运动和全身反应等进行判断。

（1）部分气道梗阻的表现。老人突然不能说话，表情痛苦，常常用手呈"V"字形抓捏自己的颈部、喉部，呈现不能呼吸、窒息的痛苦面貌。气道未完全堵塞时，多有剧烈、有力的咳嗽、气喘；阻塞严重、

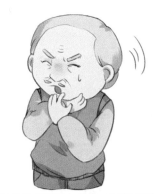

噎食时常用手呈"V"字形手势抓捏

通气不足时，表现为呼吸困难、咳嗽无力，口唇和面色发紫或苍白。

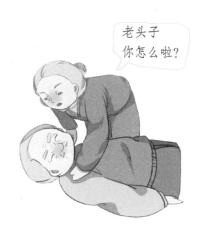

老头子你怎么啦?

（2）完全气道梗阻的表现。老人不能说话、不能咳嗽、不能呼吸。很快出现昏迷，大小便失禁，随即出现心跳骤停。

3 老年人噎食时有哪些急救措施

快速判断病情后，应立即实施急救，目的是迅速清除呼吸道异物，恢复呼吸道通畅。

（1）自救法。适用于意识清楚的老年人。如：咳嗽法、腹部倾压椅背法。

（2）手拳冲击法。又称"Heimlich 手法"（海姆立克手法）。意识尚清醒的老人可采用立位或坐位，救护者站在老

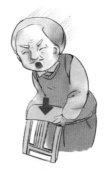

腹部倾压椅背法

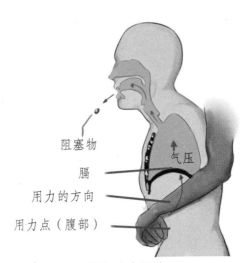

阻塞物
膈
气压
用力的方向
用力点（腹部）

海姆立克手法

人背后，双臂环抱老人，一手握拳，使拇指掌关节突出点顶住病人腹部正中线脐上部位，另一只手的手掌压在拳头上，连续快速向内、向上推压冲击5次。使用海姆立克手法驱除异物后，应送老人去医院，以排除冲击后产生并发症的可能。

对昏迷倒地的老人，采用仰卧位，施救者骑跨在老人髋部，推压冲击脐上部，使阻塞气管的食物上移并被驱出。如果无效，隔几秒钟后，可重复操作一次，人为地诱导咳嗽，将堵塞的食物团块冲出气道。若出现心跳呼吸停止，立即进行心肺复苏。

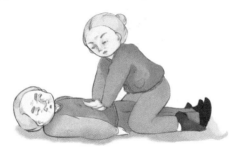

（3）手指清除法。适用于异物在咽部以上的神志不清的老年人。

以上三种方法清除异物无效且呼吸困难严重者，应立即拨打 120 急救电话。

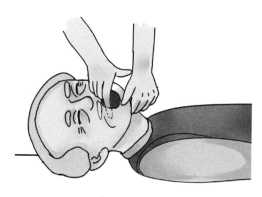

手指清除法

4 日常生活中老年人如何预防噎食

预防老人噎食做到四"合适"。

（1）合适的体位。进食时一般采用坐位或半坐卧位进食。特别是患过脑血管病、老年认知症和平时易发生呛咳的老年人，进食时最好采用坐位，上身前倾 15°。对于不能起床老人取侧卧位。

（2）合适的食物。食物宜软且温度适宜，避免容易噎呛的食物和黏性食物。有吞咽困难的老人，给予半流质饮食。

（3）合适的进食速度。进食宜慢，细嚼慢咽。对不能自行进食老人，一定要把固体食物切成小块，喂饭时一定要确认上一口已经完全咽下，才能喂下一口，切不可操之过急。

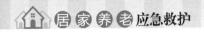

尤其在吃汤圆时要注意，不要将整个汤圆放在老年人口中。

（4）合适的进食氛围。保持心态平静，进食时少讲话。

小贴士

易发生卡喉的食物

①黏性食物：汤圆、芋芳、麻糍等。

②表面光滑食物：果冻、肉类、地瓜、包子等。

③硬性食物：豆子、花生、瓜子、话梅等。

（六）误服药物

1 什么是误服药物

误服药物是指由各种原因导致的服用了错误名称、错误剂型、错误剂量的药物，即错服、多服、漏服等，或服用过期的药、变质的药，或是各种药物交叉使用出现了药物不良反应。

2 老年人为什么易发生误服药物

老年人由于生理、心理等多种因素易发生误服药物。

一是生理因素。老年人记忆力、视力、听力、专注力、理解力减退，使老年人不能正确理解用药目的、用药方法，不能正确掌握用药时间、用药剂量，容易导致漏服、不服或多服。

二是心理因素。独居老人、"空巢老人"长期缺乏交流沟通，由于孤独、寂寞，极易产生抑郁、悲观等负面情绪，很容易出现误服药物的现象。此外，很多老年人常听信广告或某些非医务人员的推荐而服用一些保健品；有的老年人患病后多处就医，重复用药。

三是药品因素。药物摆放不当，与食物、保健品同放或存放的药物未及时清理，容易误服。

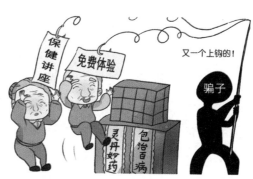

药物包装设计不合理、字体过小、包装或名称相似等极易造成药物误服。

四是照顾者因素。照顾者没有看清药物剂量、名称或听错医嘱也会造成老年人误服药物。

3 老年人误服药物后有哪些急救措施

一旦发现药物误服后，首先应密切观察老年人的情况，如意识、面色、脉搏、呼吸、血压等，询问老人有无不适感觉，弄清楚误服药物的品种、剂量、服用的时间，同时立即报告照护人员或医护人员。情况严重的应立即送医院检查，进行洗胃、导泻，使用解毒剂救治。送医院时切记把药品盒子或说明书一同携带，便于医生了解病情，对症处理。

4 如何预防老年人药物误服

（1）遵照医生嘱咐。按药物处方或药品说明书所规定的时间服药，不随意延长或缩短服药时间，不可自行加药、减药或停药。服药前，先检查药物是否过期、变质。保留药物说明书，必要时可供查阅。

（2）防漏服、多服或错服。定好闹钟。每当吃完一次药，给闹钟上发条或用手机定时，提醒下一次吃药。这样不仅不会忘记，还可以准时地服药。把药放在显眼位置，如电视机旁、餐桌上、茶几上等，或者贴一些彩色的便条。

制作一个简易的用药台历。把药名、服药时间和次数都备注在上面，每吃完一次，就在相应的位置上打一个勾，这个台历最好是放在每天都能经过的地方。

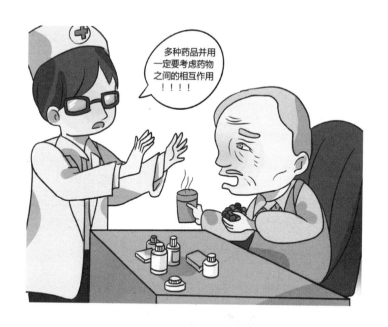

使用分药盒。分药盒里面有 7 个格子，分别代表星期一至星期日，每格可有三小格子，为早、中、晚，每个小格可盛放一次服药的剂量，看看小格子里的药是否还在，就能知道是否漏服药。

（3）管理好家庭药箱。一般来说，每 3 个月检查一下家庭药箱中药品与药瓶、药盒的药名是否一致，查看药品是否超过有效期或变质。需要冷藏、避光、防潮的药品要放在符合条件的环境中。

（4）关注特殊老年人。抑郁或有其他不良情绪的老年人用药应在家人监护下服用，坚持"看服到口"避免出现意外。

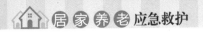

小贴士

家庭储备药品出现以下变质情况，则不能再用

①片剂产生松散、变色；糖衣片的糖衣粘连或开裂；

②胶囊剂的胶囊粘连、开裂；丸剂粘连、霉变或虫蛀；

③散剂严重吸潮、结块、发霉；

④眼药水变色、混浊；

⑤软膏剂有异味、变色或油层析出等。

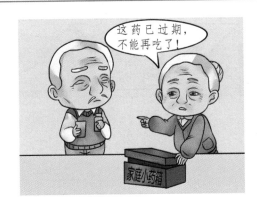

(七) 中 暑

1 什么是中暑，老年人为什么容易中暑

民间称中暑为"发痧"，是指人体长时间暴露在高温或高湿环境下，或在炎热环境中进行体力活动引起机体体温调节功能紊乱后发生的一系列急性疾病。

人的体温由大脑体温调节中枢控制。老年人由于体温调节功能下降，皮肤温度受环境气温影响较大，再加上皮肤排汗能力下降，大量的体热不易外泄，容易发生中暑。因此，中暑是老年人夏季常见的急症。

2 老年人中暑有哪些具体表现

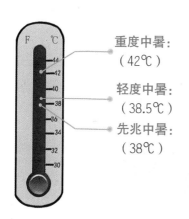

重度中暑：
（42℃）

轻度中暑：
（38.5℃）

先兆中暑：
（38℃）

先兆中暑：中暑的早期表现有口渴、全身无力、头晕、心慌、眼花、耳鸣、恶心，体温略升高等。

轻度中暑：除先兆中暑表现外，还出现体温升高、面色潮红、皮肤干热或有面色苍白、恶心呕吐、大汗、血压下降、脉搏细弱等表现。

重度中暑：除轻度中暑表现外，还出现烦躁不安、尿少，突然抽搐等表现。

中暑的表现

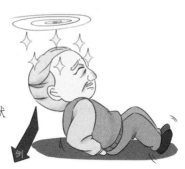

- 高热或过高热
- 心慌
- 抽搐
- 皮肤湿冷
- 晕厥或神志模糊等症状

3 老年人发生中暑有哪些急救措施

一旦发现老年人有中暑表现，应迅速将老年人移至通风、凉爽的地方休息，然后让老人平躺。解开衣服扣子，同时让老人双脚抬高，这样有利于增加老人脑部的血液供应，同时起到散热的作用。

对轻度中暑者，可用冷水毛巾敷头，扇风，并给清凉的盐水或饮料，也可服藿香正气水，但不要快速地给患者降温，

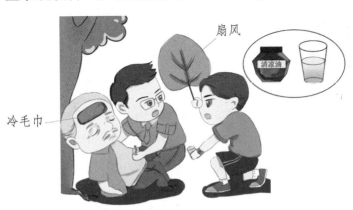

轻度中暑急救措施

当患者体温降至 38℃ 以下的时候，就要停止扇风、洒冷水等强制性降温措施，以防止老年人体温骤降发生虚脱。

对重度中暑老人，必须立即拨打 120 送医院急诊。在等待救援期间，应让老人平卧，头偏向一侧，以保持其呼吸畅通。在运送过程中用冰袋敷老人额头、腋下、肘窝以及大腿的根部，达到降温的效果。

4 如何预防老年人中暑

（1）休息与活动。高温季节，应注意收听高温预报，避免室外活动，合理调整好室内的温度、湿度。适当午睡，最好每天午后休息 30 ～ 60 分钟。睡眠时注意不要躺在空调的出风口和电风扇下，以免患上空调病和热伤风。注意保持良好的心情，心静自然凉。

（2）饮食。多吃一些清淡的食物，不仅能防暑，还能增进食欲。多吃"清火"的食物和饮料，如新鲜蔬菜、水果、绿茶、绿豆汤等。尽量不吃油炸、煎烤食品、甜食等热量高的食物，同时适当煎服补气的药，如生晒参、西洋参、黄芪等；

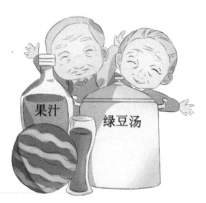

注意多饮水，以调节体温，改善血液循环。

（3）清洁与衣着。每天勤洗澡、擦身。衣服尽量选用棉、麻、丝类的织物，少穿化纤类服装，以免大量出汗时不能及时散热。外出时宜穿浅色、宽松、透气的衣服，并做好防晒措施，带好防暑药品。

（4）药物。居室内备有一定的常用药。如藿香正气水等，以缓解轻度中暑引起的症状。如果中暑症状严重，应该立即送医院诊治。

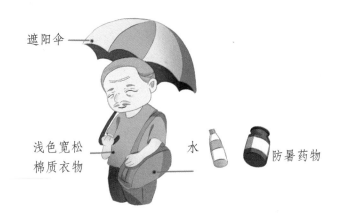

遮阳伞

浅色宽松
棉质衣物

水

防暑药物

ᐧᐧ（八）煤气中毒

1 什么是煤气中毒，中毒时有哪些具体表现

煤气中毒又称为一氧化碳中毒，是人体短时间内吸入过量一氧化碳而造成全身组织缺氧，严重者危及生命。多见于使用煤炉取暖、液化气灶具泄漏、煤气管泄漏等情况。

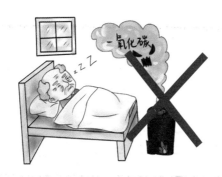

发生煤气中毒时，可出现头痛、头晕、四肢无力、恶心呕吐等症状，此时如脱离中毒环境，吸入新鲜空气，症状可迅速缓解。中毒严重者嘴唇、指甲呈樱桃红色，呼吸困难，视物模糊，意识不清。

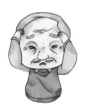

头晕

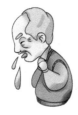

恶心呕吐

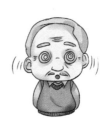

视物模糊

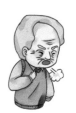

呼吸困难

2 老年人煤气中毒现场有哪些急救措施

（1）老年人自救。若感到全身无力不能站立时，要在地上匍匐爬行，迅速打开门逃生并呼救。

（2）救助老年人。施救者应用湿毛巾捂住口鼻进入室内。尽快让老年人离开中毒环境，转移至户外开阔通风处，采取侧卧位，解开老人衣领和腰带，保持呼吸道通畅。

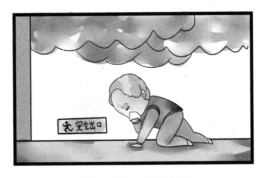

捂住口鼻，爬行逃生

中毒老年人神志不清时，必须尽快抬出中毒环境，在最短的时间内，检查老年人呼吸、脉搏、血压情况，若出现呼吸心跳停止，应立即进行人工呼吸和胸外心脏按压。待病情稳定后，呼叫 120 尽快将老年人送到医院做进一步的检查与治疗。

3 如何预防老年人发生煤气中毒

（1）开窗留通风口。在冬天，老年人为了室内暖和，往往把门窗关得严严实实，但是一旦家里有了泄漏的煤气就无法排出，容易导致煤气中毒。因此，为了防止煤气中毒，窗户不要全都关严，一定要留通风口。

（2）定期检查。定期检查灶具及管道。每天晚上都要检查一次煤气灶是否关好。

安全取暖，通风为先

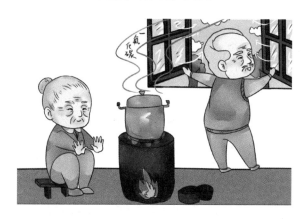

（3）及时关闭煤气阀门。使用完煤气后一定要及时关闭煤气阀门，以防止煤气向外泄漏。老年人记忆力差，在使用煤气时，一边烧菜煮饭，一边干别的事，有时会忘记灶上正在煮东西，若有外溢的水浇灭了火苗，就会导致煤气泄漏而发生中毒，因此，居家老年人要买具有煤气泄漏保护装置的灶具，以防意外发生。

（4）老年人使用煤气热水器时要有专人看护，以确保安全。

(九) 宠物咬伤

1 老年人被宠物咬伤时有哪些现场应急措施

狂犬病是一种急性传染病，人兽都可以感染，又称恐水病、疯狗病，主要通过动物咬人时牙齿上所带唾液中的狂犬病病毒侵入人体而受到感染。狂犬病一旦发病，进展速度很快，病死率为100%。

一旦被咬伤，应立即规范处理：

第一步：冲。立即用浓肥皂水对着伤口反复冲洗，再用大量清水冲洗，冲洗时间至少15分钟。冲洗伤口时，要充分暴露伤口，并彻底冲洗干净，清除伤口周围留下的污秽物。

第二步：送。不管伤口深浅、大小，一定要送老人去医院，由医生决定是否注射狂犬病疫苗和抗毒血清，同时按医生嘱咐观察老人的伤口和其他情况。

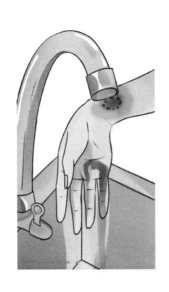

小贴士

切记：局部伤口不包扎、不上药、不嘴吸！

2 什么是狂犬病暴露，如何判断与处置

凡被狂犬、疑似狂犬或不能确定健康的狂犬病宿主动物（如狗、猫、蝙蝠等哺乳动物）咬伤、抓伤、舔舐黏膜或破损皮肤处称为狂犬病暴露。

一旦发生狂犬病暴露应立即按以下建议处理：

狂犬病暴露程度及建议

分级	接触方式	暴露程度	建议
Ⅰ级	符合以下情况之一者： 1.接触或喂养动物 2.完好的皮肤被舔	无	确认接触方式可靠则不需处置
Ⅱ级	符合以下情况之一者： 1.裸露的皮肤被轻咬 2.轻微抓伤或擦伤但无出血	轻度	1.处理伤口 2.接种狂犬病疫苗
Ⅲ级	符合以下情况之一者： 1.单处或多处贯穿性皮肤咬伤或抓伤 2.破损皮肤被舔 3.开放性伤口或黏膜被污染	严重	1.处理伤口 2.注射狂犬病被动免疫制剂（抗狂犬病血清/狂犬病人免疫球蛋白） 3.注射狂犬病疫苗

小贴士

咬伤处理注意事项

①被咬伤后应立即严格进行伤口处置，根据暴露程度，及时、全程做好疫苗接种。

②立即就医注射疫苗。狂犬病疫苗注射原则上越早接种效果越好，但因各种原因超过 24 小时未能及时接种的，也应与刚遭受暴露者一样尽快补注射。

③规范全程接种后再次被咬伤，且致伤动物健康并已注射过疫苗，则按伤口处理原则处理。

④规范全程接种超过 3 个月（90 天，从末次注射之日算起）再次被咬伤，则按伤口处理原则处置后，立即到医院加强注射疫苗治疗（注射一针）。

3 日常生活中老年人如何预防被宠物咬伤

（1）与宠物培养良好的相处模式。切记不要伸手打宠物，不要激发与宠物的矛盾，消除产生矛盾的因素。

（2）不要和宠物做打闹等攻击性游戏。

（3）不要打扰正在睡觉、吃东西或照顾幼崽的宠物。

（4）注意宠物的异常情况和疾病。

（5）适时而有效地给家中的宠物接种疫苗。

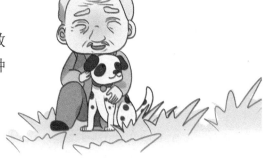

四、老年人常见健康问题护理

(一) 便 秘

1 老年人便秘有哪些危害

（1）老年人便秘主要表现为排便次数减少（一般少于每周2次），粪便干硬，排出的粪便有时呈粟子状，排便困难，便后无舒畅的感觉。便秘可伴随下腹部不适、胀满感。便秘易诱发痔疮、肛裂等肛肠疾病。

（2）长时间慢性便秘还会引起粪便嵌塞，老人腹部胀痛，直肠肛门疼痛，可能出现恶心、呕吐、食欲不振等胃肠功能紊乱症状。

（3）心血管疾病老年人用力排便会使腹压升高，导致血压升高、心率加快，会使心肌耗氧量增加，从而诱发心绞痛、心律失常等，严重者甚至会引起心脑血管破裂。

（4）老年人发生便秘易产生不安、失眠、忧愁苦闷、情绪紧张等状况，从而造成焦虑心理或滥用泻药，更加影响排便功能。

2 为什么老年人容易发生便秘

（1）老年人的脏器功能已发生生理性衰退，肠道蠕动能力下降，易导致粪便滞留在肠道内而排泄不出。

（2）老年人的直肠肌和腹肌逐渐萎缩，肌张力低下，排便无力，导致粪便不易排出。

（3）若老年人的活动量减少，喝水少而饮食又过于精细，食物中的膳食纤维较少，排便习惯不良，易导致排便困难。

（4）因某些疾病的影响而发生便秘。如全身衰弱性疾病、痔疮、肛裂等，焦虑症、抑郁症、痴呆症等，甲状腺功能低下、糖尿病等，前列腺增生症等。

（5）老年人若常服用某些药物，可导致便秘。如麻醉剂、抗抑郁剂、利尿剂等。

（6）部分老年人因心理因素，对便秘有恐惧、焦虑情绪，担心排便用力会导致心跳停止、脑溢血等严重情况，使便秘情况加重。

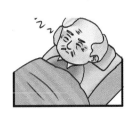

缺乏排便动力
（如老年人缺乏运动或长期卧床者）

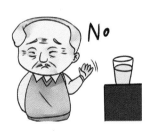

水分不足

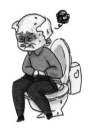

排便习惯不良
（未定时排便或者经常憋便）

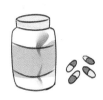

药物副作用
（止痛药、钙片等）

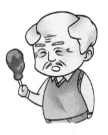

纤维摄取量不足

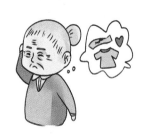

情绪因素
（如紧张、压力大或思虑过度等）

3 老年人发生便秘应如何护理

（1）多喝水。温开水有刺激结肠蠕动的作用，应保证每日的饮水量在 1500 ～ 2000 毫升。每天清晨如厕前 10 ～ 20 分钟空腹饮一杯温开水可刺激胃结肠反射，促进肠蠕动，引发便意，有效缓解和预防便秘。

（2）多吃粗纤维食物。粗纤维可以促进肠蠕动，缩短粪便停滞在大肠内的时间，使大便通畅。多吃富含粗纤维的粗粮、蔬菜、水果、菌藻类，如玉米、笋、芹菜、香蕉、猕猴桃、黑木耳等。

（3)适当增加活动。老年人每天坚持运动 30 ～ 60 分钟，如散步、打太极拳等。坐轮椅的老年人可通过转动身体、挥动手臂、踢腿等活动；卧床的老年人可采取翻身、腹部按摩、收腹、提肛等活动，增强排便动力。

（4）养成定时排便的习惯。每日晨起或早餐后上厕所，有便意立即排便，不要忍耐便意，也不要在排便时看书报或手机，影响正常的排便反射。

（5）调整心理状态。对便秘的老年人，要调动其积极因素，克服消极因素，采取多种措施，通过心理效应，启动其排便反射，从而达到顺利排便的目的。

（6）应用中医适宜技术。协助或指导老年人使用腹部顺揉法，即老年人平卧，双手按抚脐周，顺时针方向按摩。也可用耳穴压豆法，即用胶布将药豆准确地粘贴于耳穴处，给予适度的按、捏、压等使其产生麻、胀、痛等刺激感应。还可用大黄等通便中药磨粉后用米醋调成糊状，贴敷脐部（神阙穴），每天两次点压气海穴（脐下两横指）。便秘严重者，

居家养老应急救护

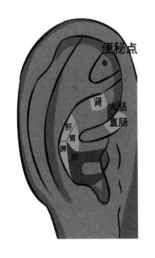

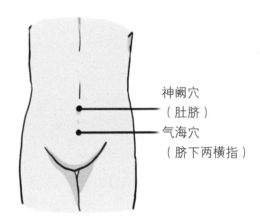

可根据医嘱使用中药保留灌肠法。

（7）长期顽固性便秘者可针对病因治疗，必要时使用润肠通便药，尽量避免使用刺激性泻药。

（8）平时大便干结的老年人，可煮食黄芪苏麻粥，或用少量番泻叶沸水浸泡，代茶饮，但要注意控制用量。

📖 小贴士

黄芪苏麻粥

黄芪苏麻粥的主要功能是治疗便秘，常常被人们称为"万能药""巴西参"。

配方：黄芪10克，苏子50克，火麻仁50克，粳米250克。

制法：黄芪、苏子、火麻仁打碎，加水适量，煎煮5～10分钟，取药汁备用，入粳米，以药汁煮粥。

功效：益气润肠，适用于气虚便秘。

〔二〕尿失禁

1 什么是尿失禁

尿失禁是指由于膀胱括约肌受损或神经功能障碍而使排尿不受控制，尿液经尿道不自主地溢出或流出。尿失禁是老年人的一种常见病。老年人出现尿失禁应积极面对，及时就医。

2 尿失禁有哪些类型，引起尿失禁的原因有哪些

（1）真性尿失禁。老年人不自主地间歇排尿，排尿没有感觉。膀胱无贮存尿液的功能，常由中枢神经系统疾病引发，如脑卒中、脊髓病变等，也可能是手术创伤导致，如前列腺切除术、膀胱手术、直肠手术损伤括约肌和神经等。

（2）充溢性尿失禁。膀胱不能完全排空，存有大量残余尿导致尿液不自主溢出，常见于老年男性，由前列腺增生、前列腺癌、尿道狭窄引起膀胱出口梗阻而致尿潴留，膀胱内压增高。

（3）压力性尿失禁。腹压突然增高时（如咳嗽、打喷嚏、

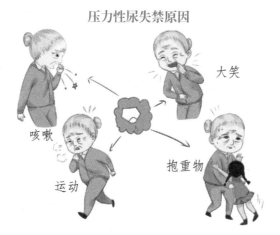

压力性尿失禁原因

大笑

咳嗽

抱重物

运动

大笑时）有少量尿液不自主地流出，多见于老年女性，常见原因有老年人雌激素缺乏、多次分娩致尿道壁和盆底肌肉松弛等。

（4）急迫性尿失禁。尿路感染常引起或诱发尿失禁，男性老年人主要见于膀胱炎症，女性老年人由于绝经后体内雌激素水平下降而发生萎缩性尿道炎，常有十分严重的尿频、尿急、急迫性尿失禁症状。

此外，有些药物可引起暂时性尿失禁，常见药物有利尿药、抗抑郁药、精神病药和镇静安眠药。

3 尿失禁对老年人有哪些危害

尿失禁对大多数老年人的生命无直接影响，但可造成身体异味、反复尿路感染及皮肤糜烂，导致老年人产生孤僻、抑郁等负面心理，影响其生活质量。

4 尿失禁老年人应如何护理

（1）心理调适。关注尿失禁老年人的感受，顾及老年人的尊严，保护隐私，耐心聆听困扰，解答疑惑，减轻负面情绪，增强老年人应对尿失禁的信心。

（2）皮肤护理。对于尿失禁的老年人应经常用温水清洗外阴、会阴部皮肤，勤换衣裤、床单、尿垫等，以保持局部皮肤清洁干燥，同时注意观察会阴部皮肤，是否有发红、湿疹、溃烂等，若有发红、湿疹者可外用中药六一散粉，溃烂者在清洗后涂上 0.5% 聚维酮碘，采用其他集尿方式保持局部干燥。穿宽松棉质内衣，避免抓挠。

（3）正确使用护理用品。便盆适用于神志清楚的老年人，指导老年人和陪护者切忌拉、扯，防止皮肤破损。保鲜袋适用于男性老年人，注意松紧度适宜。辅助用品如纸尿裤、尿片等应选择合适尺码，勤更换，每次更换时清洗外阴、会阴部，并注意观察皮肤情况。无法自由如厕者，应提供给老年人一些辅助用具，如拐杖、助行器等。

> **小贴士**
>
> ### 保鲜袋接尿法
>
> 保鲜袋接尿法具有透气性好，价格低廉，并发症少的优点，适用于男性尿失禁老人。
>
> 使用方法：将保鲜袋打开，将阴茎全部放入，取袋口对折系一活结，系时注意不要过紧，留有一指空隙。

（4）加强饮食管理。制订饮食计划，均衡膳食，同时避免摄入咖啡、浓茶、酒类等刺激性饮料。尿失禁老年人外阴常处于潮湿环境中，应鼓励老年人多饮水以稀释尿液，减少局部刺激，日饮水量2000～2500毫升。

（5）给予健康教育指导。

①对于神志清楚的老年人，可进行盆底肌训练。首先收缩肛门，再收缩阴道、尿道，产生盆底肌上提的感觉，肛门、阴道、尿道收缩时大腿和腹部肌肉保持放松，每次收缩时间不少于3秒钟，然后放松，连续10～20分钟，每天3～5次。

②膀胱功能训练。按规定时间排尿，在有尿意前，指导老年人集中注意力放松膀胱，抑制尿意，然后缓慢排尿，并且通过延长排尿间隔时间逐渐增加膀胱的容量。

③耻骨肌锻炼。在排尿过程中主动中断排尿，间歇数秒再继续排尿，重复锻炼，这样有助于尿道括约肌功能的修复。

（6）留置导尿管的护理。适用于局部有难治性压疮的尿失禁老年患者。严格执行无菌操作，预防尿路感染，定时观察，保持引流管通畅，妥善固定导尿管，集尿袋放置应低于膀胱位置，定期更换集尿袋，做好会阴清洁和消毒护理。长期留置导尿管的老年人常规每月更换一次导尿管。

（7）中医护理。老年尿失禁属于中医遗尿范畴，运用中医护理技术如拔罐疗法、隔姜灸、隔盐灸等均可获得良好治疗效果。

①拔罐疗法。可取任脉上的神阙、中极穴，再配合足太阳脾经上的阴陵泉、三阴交穴，每周一次。

②隔姜灸。用鲜姜切成直径3～4厘米、厚0.3～0.4厘米的薄片，中间以针刺数孔，然后置于穴位上，再将艾柱放置于姜片上点燃施灸，每次艾灸7～10壮，每日一次，10次为一疗程。

③隔盐灸。先用纯净食盐填敷于神阙穴并置一薄片生姜，中间以针刺数孔，再将艾柱放置于姜片上点燃施灸，每次艾灸7～10壮，每日一次，7～10次为一疗程。

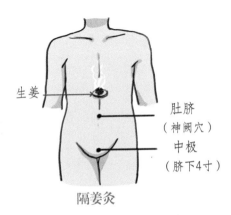

生姜　肚脐（神阙穴）　中极（脐下4寸）

隔姜灸

（三）压　疮

1 老年人为什么会发生压疮

压疮又称压力性溃疡、褥疮，是由于局部组织长期受压，发生持续缺血、缺氧、营养不良而致组织溃烂坏死。

（1）压力因素。压力因素是引起压疮的最主要原因。伴有神经系统疾病如瘫痪、昏迷的老年人，自主活动能力丧失，长期卧床，身体局部组织长期受压。

（2）理化因素。大小便失禁、出汗等引起局部潮湿，潮湿会使皮肤软化及抵抗力降低，导致细菌繁殖。体位改变、身体下滑使皮肤产生摩擦。

（3）年龄因素。老年人皮肤松弛、干燥，缺乏弹性；皮下脂肪萎缩、变薄，皮肤易损性增加。

（4）营养因素。营养不良、蛋白质缺乏、贫血是压疮发生的内在因素。

（5）循环因素。血液循环不良，老年人心脏功能减退、末梢循环差，受压后更易发生皮肤及皮下组织缺血、缺氧。患右心衰的老年人双下肢水肿，皮肤变薄；患偏瘫的老年人病侧肢体血液循环不良，更易发生压疮。

2 老年人压疮好发部位有哪些

（1）平卧位好发部位：枕部、肩胛部、肘部、骶尾部、足跟部。

平卧位压疮好发部位

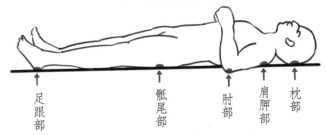

足跟部　　　骶尾部　　肘部　肩胛部　枕部

（2）侧卧位好发部位：耳部、肩峰、肋部、髋部、膝关节的内外侧、内外踝部、第五趾外侧。

侧卧位压疮好发部位

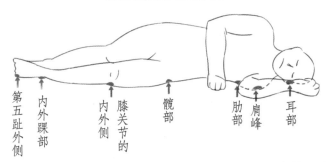

第五趾外侧　内外踝部　内外侧　膝关节的　髋部　肋部　肩峰　耳部

（3）坐位好发部位：肩胛部、肘部、坐骨结节、足部。

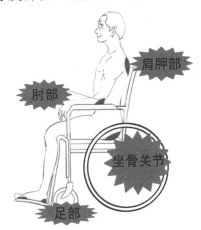

肩胛部

肘部

坐骨关节

足部

3 老年人压疮有哪些具体表现

根据临床压力性损伤最新指南分为 6 级，为便于大众学习与掌握，本书仍采用传统分类法。

（1）初期。局部皮肤受压，出现暂时性血液循环障碍，表现为红、肿、热、麻木或触痛。此期皮肤表面无破损情况，为可逆性改变。

（2）中期。红肿部位继续受压，静脉回流受阻，受压部位因淤血而呈现紫红色，有皮下硬节，或有水疱形成。水疱破溃后，可见潮湿红润的创面，有疼痛感。

（3）晚期。静脉血回流严重受阻，局部淤血导致血栓形成，组织缺血、缺氧。轻者表皮水疱破溃后形成溃疡；重者组织坏死、发黑，脓性分泌物增多，有臭味，可向深部扩散，甚至到达骨骼，更严重者还会引发脓毒败血症。

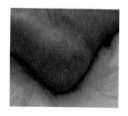
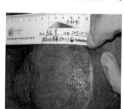
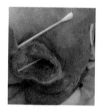

初期　　　　　　　　中期　　　　　　　　晚期

4 老年人压疮该如何预防及护理

（1）避免局部组织长期受压。

①鼓励和协助卧床病人经常更换卧位，一般白天每 2 小时翻身一次，夜间每 4 小时翻身一次，必要时可将间隔时间缩短。翻身时应抬起病人，注意避免拖、拉、推等动作。

②在老年人身体空隙处垫软枕、海绵垫，也可使用气垫

床等，从而降低骨突处所受的压力。不宜使用会引起溃疡的圈状垫，如橡胶气圈和棉圈。

③对使用石膏、夹板、牵引固定的老年人，要检查衬垫是否平整、位置是否适当。还应随时观察局部和肢端皮肤的颜色变化。

（2）避免局部理化因素刺激。

①床铺要经常整理，保持平整。

②保持皮肤清洁干燥。大小便失禁、出汗时要及时更换衣被。

③避免潮湿、摩擦、尿便等刺激，分泌物多的老年人应及时擦洗；不可让老年人直接卧于橡胶单（或塑料布）上，严禁使用破损的便盆。

（3）增进局部血液循环。经常查看受压部位，用温水擦拭，定期用润肤乳，已有压疮表现的部位不能按摩。

（4）改善营养状况。病情许可应给予老年人高蛋白、高维生素膳食，同时适当补充矿物质，如口服硫酸锌以增强机体抵抗力和组织修复能力，还可促进慢性溃疡的愈合。

（5）发生压疮后应及时去除病因，在专业人员指导下积极治疗。

预防压疮六勤

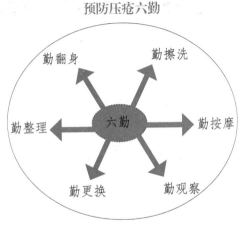

（6）采用中医药适宜技术（更适用于中晚期压疮者）。在医师指导下用艾条灸局部创面，使创面局部感到温热，治疗时间为每次 30 分钟，每天 1～2 次。也可用血竭粉敷创面，每天更换 1～2 次。

🩺（四）抑郁症

1 什么是老年期抑郁症

抑郁症是一种危害性大且致残率高的慢性疾病，或将成为人类仅次于癌症的第二大杀手，是老年人常见疾病。老年期抑郁症狭义上是指发生在老年阶段，首次发病于 60 岁以后，以持久的抑郁心境为主要临床表现的一种精神障碍。以情感低落、哭泣、悲伤、失望、活动能力减退，以及思维认知功能的迟缓为主要特征。一般病程较长，具有缓解和复发倾向，部分病人预后不良，可发展为难治性抑郁。

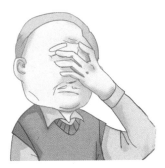

2 老年期抑郁症有哪些具体表现

老年期抑郁症发作的临床症状常不太典型，具体表现为以下几个方面。

（1）躯体症状。老年人此类症状很常见，主要表现为：疼痛综合征，如头痛、颈部痛、腰酸背痛、腹痛和全身的慢性疼痛；消化系统症状，如腹胀腹痛、恶心、嗳气、腹泻或便秘等；类心血管系统疾病症状，如胸闷和心悸等；自主神经系统功能紊乱，如面红、潮热出汗、手抖等。此外大多数还会表现为睡眠障碍，入睡困难、睡眠浅且易醒、早醒等。

（2）情绪低落。情绪低落是抑郁症的核心症状，主要表现为持久的闷闷不乐、郁郁寡欢、度日如年；以往的兴趣爱好也变得没意思，觉得生活枯燥乏味；提不起精神，高兴不起来，甚至会感到绝望，无助与无用感明显，自责自罪。

（3）思维迟缓。老年期抑郁症患者思维联想缓慢，反应迟钝。自觉"脑子明显不如以前好使了"。大多存在一定程度认知功能（记忆力、计算力、理解和判断能力等）损害的表现，比较明显的为记忆力下降。

（4）意志活动减退。表现为行动缓慢，生活懒散，不想说话（言语少、语调低、语速慢），不想做事，不愿与周围人交往。

（5）疑病症状。老年人往往过度关注自身健康，以躯体不适症状为主诉，主动要求治疗。

（6）自杀观念和行为。严重抑郁发作的老人常伴有消极自杀观念和行为。老年期抑郁症患者的自杀危险性比其他年龄段患者大得多。

3 如何做好老年期抑郁症患者的安全照护

（1）预防意外。老年期抑郁症患者更容易出现自杀轻生的念头，老年人自杀有 50% ～ 70% 继发于抑郁症。因此护理老年抑郁症患者时，家属应密切注意老年人平时的言谈、行为，切不可疏忽大意。凡可能成为病人自伤自杀的工具和药物，都应妥善保管。

（2）转移注意力。应尽量鼓励老年人做一些平时感兴趣的事，使之逐渐忘却不愉快的事情，心情逐渐开朗起来。让老年人多参加社会活动，扩大人际交往面。引导老年人进行自我安慰，对于不顺心的事尽量从环境、机遇等客观方面寻找原因，不要让老年人过分内疚、自责。

（3）严密监护。老年期抑郁症患者应有专人护理，严重者应24小时监护。

（4）用药护理。因抑郁症治疗用药时间长，应密切观察药物疗效和可能出现的不良反应，及时向医生反映。

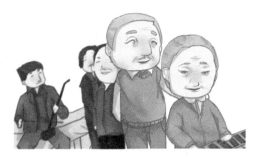

4 如何做好老年期抑郁症患者的心理关怀

（1）加强沟通。尝试多与老年人进行沟通交流，要善于观察，从老年人微小的情绪变化上发现其心理的矛盾、冲突等，有针对性地做心理说服和解释鼓励工作。让老年人自己结合病情，找出自身发病的因素，从思想上认识并了解自己的治疗情况，帮助老年人树立治愈的信心。

（2）及时鼓励老年人。引导和鼓励老年人与外界接触，并指导其参加集体活动及简单的劳动。当老年人任务完成时，应给予真诚的赞赏，使其感到自己是对社会和家庭有用的人。避免老年人长时间隔离于房间中。

（3）温情照护。照护老年人时要态度和蔼、举止端庄、主动热情。与老年人交谈时要用亲切的目光，鼓励老年人说出自己最担心什么、最需要什么、最关心什么，给予其积极意义的语言刺激。诱导和启发老年人努力倾诉内心的想法，耐心倾听老年人的心理问题，同情其挫折，关心其痛苦，使老年人感到尊重和理解，以取得老年人的信任与合作。

（4）正确面对。进入老年后，各种生理功能都进入了衰退阶段，如形态的老化、感觉器官功能下降、神经运动功能缓慢、记忆力减退等。正确面对衰老和疾病，增强心理承受能力，避免焦虑多疑、心情沮丧、颓废导致加速衰老。

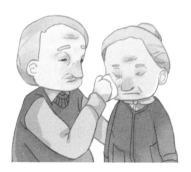

（五）认知症

1 什么是老年认知症

老年认知症，又称阿尔茨海默病，是一种起病隐匿、进行性发展的神经系统退行性疾病，主要表现为记忆减退、失语、失用、失认、视空间技能损害、执行功能障碍以及人格和行为改变等。

2 老年认知症有哪些具体表现

（1）初期。表现为头沉、易倦、眩晕、心悸、食欲不振、抑郁、淡漠、情绪不稳、耐受力低下、注意力不集中、兴趣及积极性减低等症状，由于症状较轻，易被忽视或诊断为神经症。

（2）早期。表现为记忆力下降。突出表现为近期遗忘，即刚发生的事情、刚做过的事或说过的话不能记忆；自己熟悉的人和物的名字记不起来。随着病情的进展，远期记忆也受影响。

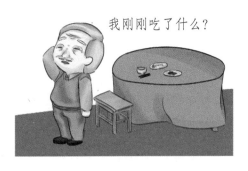

我刚刚吃了什么？

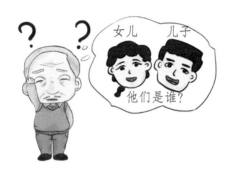

（3）中期。除记忆力下降外,出现典型的认知障碍症状,表现为:①定向力障碍。时间、地点、周围人物的定向力受损。②智能障碍。计算力、工作能力明显下降,不能胜任原来的工作。③判断力障碍。④精神行为异常。敏感、多疑、不安、易怒、感情失控;行为漫无目的,或忙忙碌碌或无所事事。有时甚至出现幻觉和妄想等症状。⑤其他。少数可出现癫痫发作和帕金森综合征。

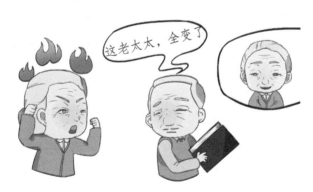

（4）晚期。表现为智能完全丧失,情绪反应缺乏,几乎处于卧床状态,不能谈话及进食,伴有大小便失禁、四肢挛缩等症状。

3 如何做好老年认知症患者的安全照护

老年认知症患者居家安全隐患包括跌倒、坠床、伤人或自伤、误食或食物梗阻、走失、烫伤等。

（1）正确处理老人的激动情绪。应多与老年人沟通，及时了解老年人的情绪状况，使老年人保持心情舒畅。当老年人出现幻觉、妄想等精神症状时不要与其争辩，可采用转移其注意力方法缓解。对于老年人的暴力、攻击等伤人行为，要采用疏导、解释、转移注意力等方法，不要责怪、指责老年人，以免老年人的逆反心理及暴力行为更加严重。

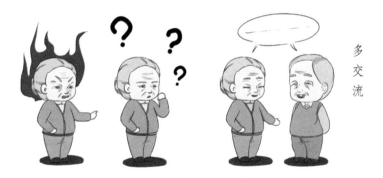

多交流

（2）提供较为固定和安全的生活环境。尽可能避免搬家。对在家里也找不到自己床或卫生间的重度老年认知症患者，应当尽量避免改变其生活环境的布置。居室内的设施要便于老年人活动，厕所选用坐式马桶，并设有扶手架，地面要平坦干燥，地砖要防滑，防止老年人跌倒。日常用品应选用不易打碎的物品并定点放置，移开所有存在安全隐患的物品，如热水瓶、刀、剪等，要避免选用玻璃或镜面玻璃家具，从而避免碰撞或划伤老年人。

（3）防呛咳。老年认知症患者思维混乱，因此，进食时环境要安静，使老年人注意力集中，吃饭时不要讲话或做其他事情。食物要软烂而易消化，防止阻塞气道，进食时尽量取坐位或半卧位。对吞咽困难的老年人必要时给予鼻饲。缓慢进食，进食后不宜立即翻身，应保持坐位或半卧位30分钟以上，以防反流及呛咳。

（4）防走失。避免老年人单独外出，外出时身边必须有家属陪伴，防止老年人独自外出时走失。老年人衣袋中放置联系卡片，上面写有老年人姓名、家属联系电话等，有条件者佩戴写有相同内容的识别腕带或定位手表，以便走失后可以得到帮助。

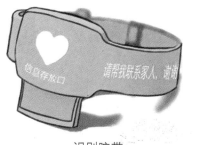

识别腕带

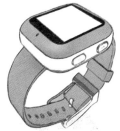

- 实时定位
- 紧急呼叫
- 运动轨迹

定位手表

（5）防烫伤和中毒。避免老年人使用暖水袋，进食、进水前先将食物或水冷却至适宜温度。洗澡时水温适宜后再让老年人进入，并有家属陪同，防止老年人私自调整水温。不要让老人单独承担家务，以免发生煤气中毒或意外烫伤。

4 如何做好老年认知症患者的用药照护

老年认知症患者通常需要长期服用药物，以促进记忆的恢复，改善症状。

（1）实行全程陪伴。老年认知症患者常忘记吃药、吃错药或重复服药。所以老人服药必须有人在旁陪伴与检查。有的老年人因幻觉多疑会认为是毒药，拒绝服药，要耐心说服，向老人解释，也可以将药研碎拌在饭中。服药后要仔细检查老年人口中、手上是否无药，确定老年人已将药服下，以免造成藏药、错服、漏服。重度老年认知症患者吞咽困难，最好将药物研碎后溶于水中服用，必要时给予鼻饲。

（2）观察药物反应。老年认知症患者常不能诉说不适，要耐心观察，一经发现异常反应，应及时就诊或打电话报告医生。

（3）做好药物管理。对伴有抑郁、自杀倾向的老年人，一定要把药品管理好，放到老年人拿不到的地方。

让我们来保护您

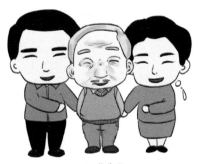

关爱阿尔茨海默病老人